産婦人科医が教える！

妊娠・出産と女性特有の不調・病気がわかる本

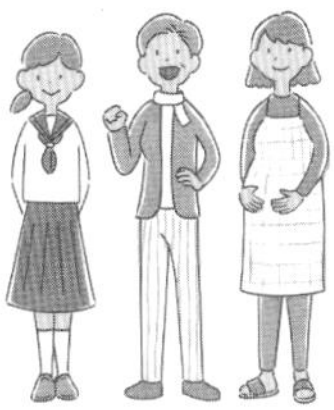

あきたレディースクリニック安田 院長

安田師仁 Yasuda Kazuhito

幻冬舎MC

産婦人科医が教える！

妊娠・出産と女性特有の不調・病気がわかる本

はじめに

女性特有の不調に悩む人が、増加しています。

その理由の一つが「生涯月経回数の増加」です。

現代の女性は昔の女性に比べて初潮が早くなり、妊娠回数も少なくなったため生涯月経回数が増えています。月経は子宮に負担をかけるため、子宮内膜症や子宮筋腫や卵巣がんなどの婦人科疾患の患者様が年々増えているのです。

また「現代女性特有のストレス」が引き金となり、月経前症候群（ＰＭＳ）や重い月経痛、不妊、更年期障害で悩む人も少なくありません。

総務省が２０１９年に発表した労働調査によると、女性の就業者数は３０００万人を突破しました。女性の社会進出が進んでいますが、急激な変化に日本社会の意識改革が追い付かず、セクハラ、パワハラ、マタハラと呼ばれるハラスメントや、ジェンダーへの理解不足など、現代女性の心身にかかるストレスはかなり増大しているといわれています。

こうして女性特有の悩みを抱える人が増えているにもかかわらず、産婦人科の受診率はそれほど増えていません。その理由は「仕事が忙しい」「子育てに追われる」といった日常生活のなかで、つらい症状があっても我慢したり、痛み止めを飲んでやり過ごしてしまう女性が多いということが挙げられます。

このことがさらなる負のスパイラルを引き起こすのです。早期に発見できればさまざまな方法で治療ができるものも、病気が進んでしまうほど治療法は限られてきます。時には、子どもをもつか否かといった人生設計や、命に関わる問題にまで発展してしまうこともあります。

現代の女性が長くなった人生を健やかに過ごすのはなかなか大変なことです。思い掛けない病気やトラブルで人生を狂わされないためにも、自分のカラダは危うさをはらんだ繊細なものであることを女性自身がきちんと自覚し、正しい知識をもち、気になる症状や異常に早く気づいて、発症や進行を予防していくことが大切です。そのために頼りにしてもらいたいのが産婦人科なのです。

産婦人科というと、妊娠・出産に関わる人が行くところというイメージが強いと思いますが、それだけではなく、思春期から老年期まですべての女性の悩みに応えるカラダの専門家です。産婦人科医を味方に付けることで、日頃の不調や悩みの解消はもちろん、防げる病気はたくさんあります。昔に比べて優れた薬や治療法も増え、服薬の手間や副作用を気にせず生活に取り入れることができます。

「なんとなく行きづらい」「内診などが恥ずかしい」と躊躇している人もいるかもしれませんが、最近の産婦人科診療はどんどん進化しています。クリニックは明るく快適な環境で、プライバシーにも配慮が行き届き、女性が診療で嫌な気持ちになることはありません。

私は、２０１０年に秋田市で産婦人科クリニックを開業しました。私が生まれ育った秋田県は、全国のなかでも特に少子化が進んでいる地域です。この地域で子どもを産みたい若い世代が安心して産めるように、またすべての年代の女性が健康に過ごせるようにと考え、県内で唯一、産科・婦人科・生殖医療・不妊治療まで女性の生涯をトータルでフォローする診療を提供しています。

思春期から老年期まで、女性の生涯に寄り添い、健康を支える「かかりつけ医」でありたい。そして、患者様が母娘二代で通ってくれるようなクリニックにしたい。それが産婦人科医としての私のモットーです。

本書では、私が日頃の診療を通じて、すべての世代の女性に伝えたいと思っている女性特有の不調や悩み、病気を、ライフステージごとに整理し、詳細な解説と解決策を提示しました。

つらさや痛みを我慢しても、なんの得にもなりません。今は昔と違い、女性は耐える時代でもないのです。つらい症状を抱えている人はどうか我慢を続けるのではなく、産婦人科医に遠慮なく相談してください。

何歳になっても、女性としての自分の人生を心から楽しんで過ごせる。そういう輝く女性たちが増えれば、この国の未来ももっと明るいものになるはずです。そのために少しでも貢献ができれば、産婦人科医の一人としてこのうえない喜びです。

目次

Part 2

月経は個人差が大きい「多い」「痛い」は我慢しない

Part 3

パートナーと一緒に取り組む生殖医療（不妊治療）

Part 4

健やかな「妊娠・出産」の準備

Part 5

「更年期」を乗り切り、老年期もいきいきと過ごす！

Part 1

女性のカラダと心は
年代によって大きく変化する

自分のカラダのことを「知らなかった」で後悔しないために

女性は年齢により、また結婚・妊娠・出産といった人生のイベントによって、心身の状態が大きく変化します。さらに若い頃の健康知識の有無や体調管理が、10年20年、さらにもっと先になって影響を及ぼすことが分かっています。

月経痛をはじめとした女性特有の不調は、個人差も大きいうえ、家族や親しい友人にも話しづらいものです。そのため、治療が必要なレベルの月経困難症であっても、本人がそうと気づいておらず、ただ毎月「痛みに耐えてやり過ごす」という対処を続けてしまっている女性が少なくないと感じます。

その結果、子宮内膜症などの病気が進行し、不妊に至るケースも多いのです。

また、子宮頸がんなどの女性特有のがんは、早期に発見し治療をすれば、治癒するものが多くあるにもかかわらず、仕事や育児、介護などの多忙を理由に、自分の健康管理は後回しにしがちです。検診を先送りにしているうちに、がんが進行してしまい治療が困難になる、というのは本当に悲しいことです。

私は地域の産婦人科医として、幅広い年代の女性たちを診療していますが、そこで強く感じているのは、女性たちに「女性ならではの繊細なカラダの仕組みを正しく知ってほしい」、そして「もっと自分自身のカラダに目を向けてほしい」ということです。

女性たちが長くなった人生をずっと健康で過ごすためには、各年代での将来を見据えた長期的なヘルスケアが、とても大切になってくるのです。

現代の女性は、さまざまなカラダの問題を抱えている

仕事・家事・育児・介護など、公私でいくつもの役割を担っている女性は、時には本人にも自覚がないまま身体的・精神的に大きな負荷がかかっていて、それが心身の深刻な病につながることがあります。

まず、現代の女性が抱えている問題の一つとして挙げられるのは、月経回数の増加です。現代の女性は昔に比べ、生涯での月経回数が格段に多くなっています。

戦前の頃まで、女性が生涯で経験する月経回数は、50～１００回ほどだったといわ

れています。

10代の半ばで月経が始まってから４～５年で結婚・出産し、40歳頃までに７人、８人とたくさんの子どもをもつのが普通だったからです。妊娠中から授乳中は月経が止まっていますし、月経そのものに煩わされる期間や回数はごく限られていたようです。

それに対し、現代の女性が生涯に経験する月経回数は４００回以上にも及ぶのです。少なく見積もっても昔の４～５倍に当たります。

そして、月経回数の増加は、婦人科疾患の発症にも関係しています。特に月経との関わりが深いのが、「子宮内膜症」です。

子宮内膜症は、子宮以外の場所に内膜に似た組織ができ、増殖と剥離を繰り返す疾患です。月経時に経血が逆流することが一因とも考えられており、最近の研究では10～20代で月経困難症の症状がある人は、将来、子宮内膜症を発症するリスクが高いことが分かっています。

子宮内膜症は進行性の疾患で、悪化すると不妊やがんの原因になることもありますから、早期発見・早期治療が重要になります。

２つ目に挙げられる問題は、妊娠についてです。

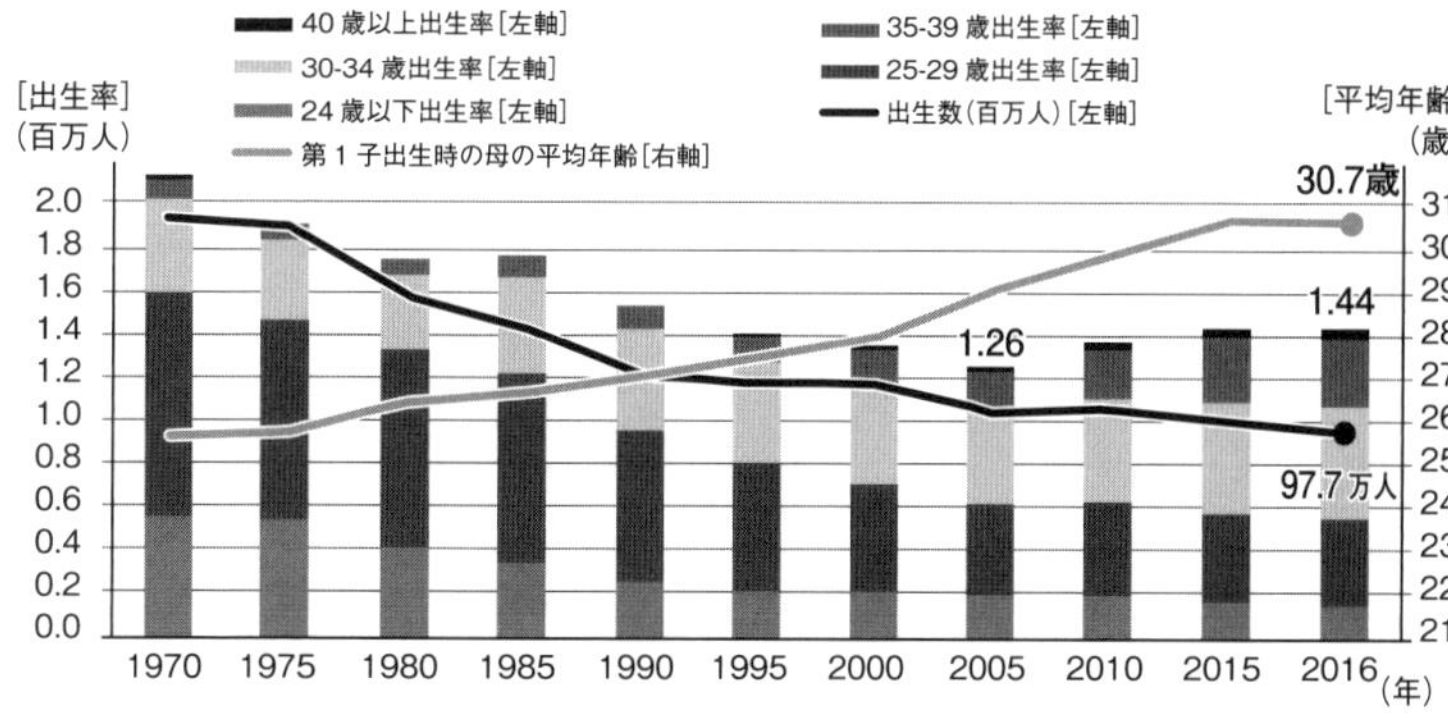

※2015 年までは、確定数。2016 年は、月報年計（概数）。「人口動態統計」（厚生労働省）をもとに作成
出典：ニッセイ基礎研究所レポート 2017 年 7 月 28 日

図表１　出産の動向

最近は以前に比べて結婚年齢が高くなっています。厚生労働省・人口動態統計（２０２０年）によると、女性の平均初婚年齢は29・４歳、男性は31・０歳となっています。

女性の大学進学率も上昇し、学校卒業後は社会に出てさまざまな経験を積んだうえで、30歳前後で結婚をする、という人も増えました。

結婚年齢が高くなると、それに伴って第１子の出産年齢も上昇します。１９７０年頃には25歳代だった平均初産年齢は、その後ずっと右肩上がりに上昇しており、２０１６年には30・７歳になっています（図表１）。

出産年齢の上昇は、私も日々の診療で実感しています。私が産婦人科医になって25

年が経ちますが、以前は30歳を過ぎた初産婦の方は５～６人に１人程度でした。いわゆる「高齢出産」とされる35歳を過ぎている初産婦の方は本当に珍しい、という状況でした。

しかし現在は、30代での出産がごく当たり前になっています。35歳を過ぎて初めて妊娠する人や出産を希望する人もたくさんいらっしゃいます。

年齢が高くなると問題になってくるのが、「子どもを希望しているのに、なかなか妊娠しにくい」という問題です。

妊娠から出産に至るまでにはさまざまな要素が関わってきますが、年齢が高くなるほど、不妊に悩むご夫婦が増えるのは残念ながら事実です。

厚生労働省によると、不妊の検査や治療を受けたことがある（または現在受けている）夫婦は18・２％で、これは約５・５組に１組の割合です。

当クリニックでも、不妊治療によって無事に妊娠・出産に至るご夫婦は少なくありませんから、年齢だけで悲観する必要はありません。

ただ一方で、不妊の検査や治療には時間や費用もかかりますし、精神的なストレスを強く感じる人もいます。

結婚・出産は、女性も男性も一人で決められるものではありませんが、「いずれ子どもをもつかもしれない」という人は、若いときから将来のためにカラダを大切にし、キャリアや人生設計を考えてほしいのです。

3つ目に挙げられる問題は、中高年期の不調・病気についてです。

最近の中高年女性たちは、一世代前の方々に比べてとても若々しい印象です。おしゃれにも気を遣い、年齢を重ねても家庭や地域で、あるいは仕事をもっていきいきと過ごしている方もたくさんいます。

とはいえ、外見が若々しくても、加齢とともに確実にカラダは変化しています。中高年期の不調によって心身のバランスを崩してしまう女性は珍しくありません。

注意が必要なのは、更年期と呼ばれる時期です。更年期には、女性ホルモンの分泌量がガクンと急降下します。それによって月経不順になるほか、ほてりやのぼせ、発汗、頭痛、めまい、不眠、疲労感、イライラ、気力の低下など、心身にさまざまな症状が現れます。生活に支障をきたすほど症状が強い場合は、「更年期障害」となります。

しかも更年期の頃は、職場で責任のある仕事を任されるなどプレッシャーが大きくなる頃であり、私生活でも子どもの進学や就職、親の介護、配偶者の退職などの節目が重なります。自分自身のホルモン変化とともに、公私でのさまざまなストレスが高まることで、深刻なうつ状態に陥る例もあります。

加えて50歳前後からは、乳がんや子宮体がん、卵巣がんの罹患率も上がってくるので注意が必要です。

閉経して少しすると更年期症状は落ちついてきますが、今度は、糖尿病や高血圧、脂質異常症などの生活習慣病のリスクが上がります。

閉経後は、女性ホルモンがなくなった影響で、骨も弱くなります。骨の内部がすかすかになる「骨粗しょう症」は、50歳以上の女性の４人に１人が経験するといわれています。骨粗しょう症で怖いのは、骨折です。特に太ももの付け根の骨を折ると、歩行が困難になり、要介護や寝たきりに直結することがよくあります。

どんな病気もそうですが、一度病状が進行してしまうと、治療方法や回復の度合いはどうしても限られてしまいます。

日頃から自分のカラダの状態を正しく知り、発症や進行の予防に努めていくことが最善のリスク対策になります。

女性の生涯に深く関わる女性ホルモンの働き

年齢やライフステージによって、女性の心身の状態が大きく変わるのには「女性ホルモン」の働きが関係しています。エストロゲン（卵胞ホルモン）とプロゲステロン（黄体ホルモン）という2種類があり、エストロゲンは一般に「女性らしさをつくるホルモン」といわれます。一生分の分泌量を合わせてもわずかティースプーン1杯といわれますが、女性らしい丸みを帯びた体形や、みずみずしい肌・髪を作るのがこのホルモンであり、女性の心身全体にさまざまな影響を及ぼしています。一方のプロゲステロンは「母性のホルモン」です。周期的に妊娠の準備をするほか、妊娠時は妊娠を維持するために子宮やカラダの状態を整えます。

この二つのホルモンの働きによって毎月の月経のリズムがつくられ、妊娠・出産という命を育む複雑な仕組みが支えられています。

◆エストロゲン（卵胞ホルモン）の主な働き

・乳腺や子宮を発育させ、女性らしい体形を作る

・腟粘膜や皮膚、髪にハリや潤いをもたせる
・（排卵に向け）子宮内膜を厚くする
・骨を丈夫に保つ
・コレステロールや中性脂肪、血圧を下げる
・気分を明るくする、自律神経の働きを整える

◆プロゲステロン（黄体ホルモン）の主な働き

・（排卵後に）子宮内膜を妊娠しやすい状態に保つ
・基礎体温を上昇させる
・カラダに水分をためる（むくみ・体重増加）
・食欲を亢進《こうしん》させる
・眠気を引き起こす
・妊娠後は、妊娠を維持するためにカラダを整える

女性の一生とホルモン変化

女性ホルモン、なかでもエストロゲンは、女性の一生のなかで分泌量が大きく変動するのが特徴です。この女性ホルモンの分泌量の劇的な変化などから、女性のライフステージは大きく「思春期」「性成熟期」「更年期」「老年期」の4つの段階に分けられます。この4つの段階では、心身にさまざまな影響が現れますから、それぞれのステージで気をつけたい不調や病気も変わってきます。

まず生まれてから7歳頃までは、男女ともに性ホルモンの分泌は抑えられています。8～9歳頃から徐々に増え始め、10代～18歳頃にかけての「思春期」に急増し、女性は初経を迎えます。この頃から月経痛や月経不順、無月経といった月経にまつわる不調や悩みが増えていきます。

18～45歳頃までの「性成熟期」の間は、女性ホルモンの分泌量が高い状態が続きます。この間は就職、結婚といった人生のイベントも多く、多くの女性が妊娠・出産を経験します。一方で、女性ホルモンの影響を受ける子宮内膜症や子宮筋腫などの婦人

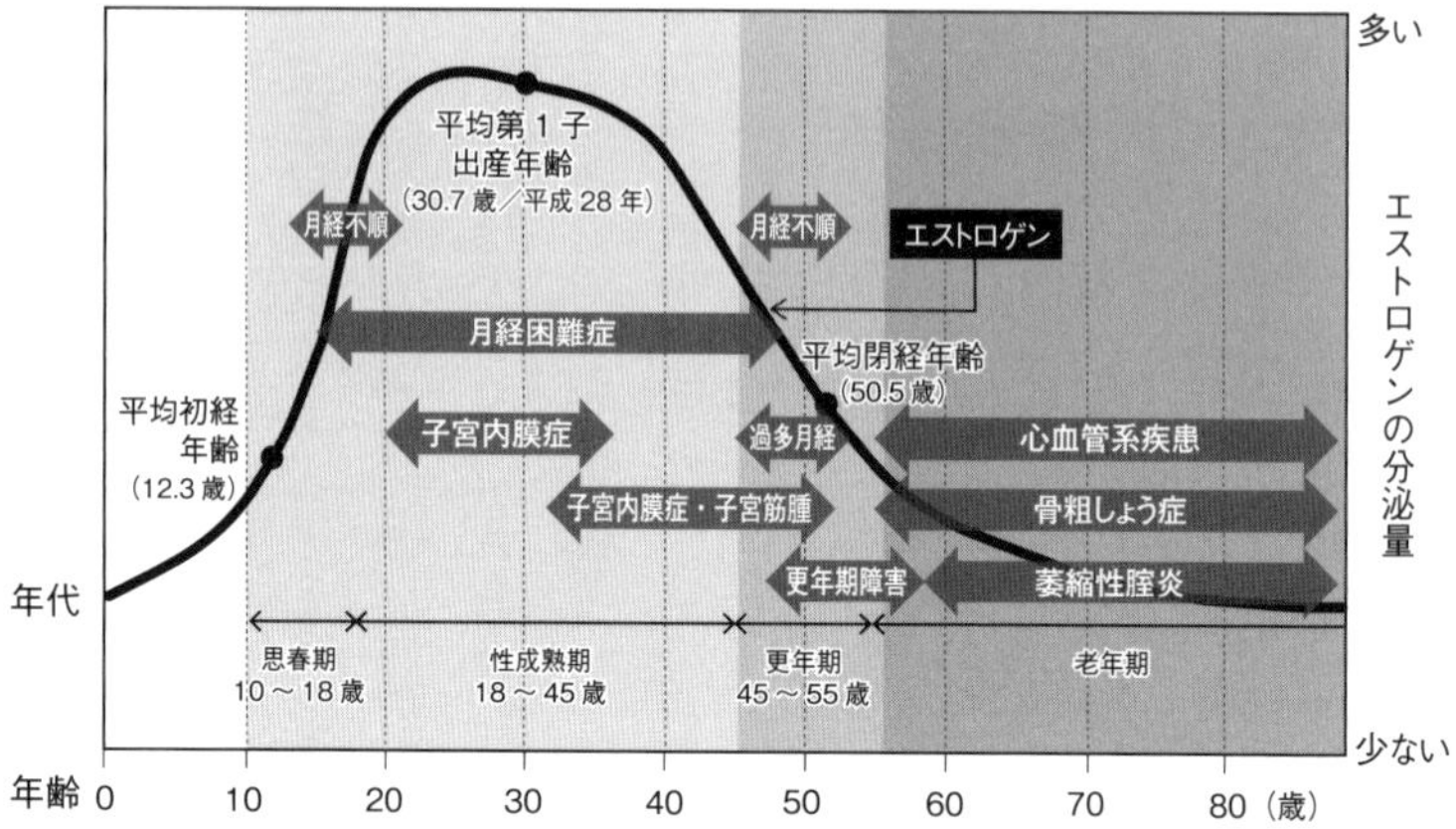

出典：持田製薬株式会社「ワタシのカラダ相談室」WEBサイトをもとに作成

図表2　女性ホルモン分泌量の年齢別変化と、起こりやすい病気

科疾患や、妊娠に関する悩みが増加します。

40代後半から50代前半にかけてが「更年期」です。この時期は、女性ホルモンの分泌量が急減します。そのことで、いわゆる更年期症状を自覚する女性が多くなります。

そして、閉経を迎えた55歳頃から先が「老年期」となります。この頃には女性ホルモンの分泌がほとんどなくなり、女性ホルモンに由来する病気は少なくなりますが、前述したように生活習慣病やがん、骨粗しょう症などのリスクが高まります。

月経がある期間は平均して40年弱ですが、今の時代は閉経後も30年、40年と長い人生が続きます。このステージでいかに健康を維持していくかも重要な課題です。

女性の４つのライフステージにおける心身の特徴と注意したい不調・病気をまとめると、次のようになります。今の自分に当てはまるステージの特徴を知るとともに、先々の変化も頭において、カラダと心のケアを考えてみてください。

【思春期（10〜18歳頃）】

女性ホルモンの分泌が急増します。この頃に乳房が膨らむ、陰毛が生えるなどの第二次性徴が始まります。10〜14歳でほとんどの人が初経を迎えます。当初は卵巣の働きが未熟なため、月経があっても排卵や周期が不安定なことが少なくありません。思春期後期になると、卵巣機能が発達し、次第に月経が安定してきて、妊娠・出産も可能になります。

この時期はカラダの急激な変化によって、心も不安定になりやすいときです。人間関係や恋愛、学業、進路選択などの悩みも多く、過度のダイエットによる低体重、摂食障害のような心の病になる女性もいます。

また正しい性知識の不足から、性感染症や予期せぬ妊娠に直面することもあります。

◆注意したい主な不調・疾患

・月経トラブル（月経不順、無月経、月経前症候群、月経困難症）
・過度のダイエットによる低体重
・性感染症

【性成熟期（18〜45歳頃）】

生涯のなかで最も女性ホルモンの分泌量が多い時期です。特に性成熟期の前期（18〜37歳頃）はホルモンのバランスが安定し、妊娠・出産に最適な時期になります。月経の症状が強く、学校や職場で支障が生じている場合は、早めに産婦人科で相談することが大事です。結婚や出産といった喜ばしいライフイベントも多くなりますが、結婚による生活環境の変化、妊娠・出産でのカラダの変化、キャリア継続の問題、慣れない育児の負担等で、心身が不安定になることもあります。

性成熟期の後期（37〜45歳頃）になると、前期に比べて女性ホルモンの分泌が低下し、妊娠する力が下がります。初産でも2人目以降でも、不妊治療を検討するカップルが多くなります。また子宮内膜症や子宮筋腫などの症状が進み、治療を受ける人も増えてきます。出産した人は子育て真っただ中の時期ですが、早い人では40歳を過ぎた頃から月経の乱れや疲労感など、更年期のような症状を自覚することがあります。
また乳がんや子宮頸がんにも注意が必要です。

◆注意したい主な不調・疾患

- 月経トラブル（月経不順、無月経、月経前症候群、月経困難症）
- 子宮内膜症
- 子宮筋腫
- 乳がん、子宮頸がん
- 性感染症
- 不妊症
- 妊娠中〜産後のトラブル

【更年期（45〜55歳頃）】

40代後半になると卵巣の機能が本格的に低下し、女性ホルモンの分泌が急減します。
48〜52歳前後で多くの女性が閉経を迎えます。閉経が近づくと月経が不順となり、のぼせや発汗、イライラ、動悸《どうき》、めまい、倦怠感といった不快な症状が現れます。生活や仕事で支障が生じているときは治療を検討してください。産婦人科では、急減なホルモン変化を和らげる治療をします。

閉経後は糖尿病や高血圧、脂質異常症、肥満といった生活習慣病をもつ人が多くなります。また体力や自律神経の働きも低下し、不眠やうつ症状に悩む人が増え、がんの罹患率も上昇します。仕事や育児で忙しく活動し続けてきた人は少しペースダウンし、心身をケアすることが必要です。この時期に食生活や運動習慣などの、生活全体の見直しをしておくと、来たる老年期の健康につながります。

◆注意したい主な不調・疾患

・更年期障害
・生活習慣病（糖尿病、高血圧、脂質異常症）、肥満
・乳がん、子宮体がん

【老年期（55歳頃以降）】

女性ホルモンの分泌がほとんどなくなります。年齢が高くなるにつれ、生活習慣病や動脈硬化が進行し、心疾患や脳血管疾患、がんなどの病気が増えていきます。バラ

ンスのいい食生活や運動などで健康維持に努めるとともに、定期的にがん検診を受け、予防や早期発見を心掛けましょう。また閉経後の10年間で、急激に骨量が低下します。60～70代頃からは、尿漏れや過活動膀胱、萎縮性膣炎、骨盤臓器脱といった「おしもの悩み」も増加します。産婦人科で治療することで安心・快適に生活できるようになる人も多くいます。

この時期には、外見的・身体的に「老い」を自覚することも増えます。また夫や自身の仕事の退職などで生活環境が変化し、女性がそれまで担ってきた役割を失い、疎外感や気分の落ち込みを感じることもあります。時間にゆとりの生まれるこのステージこそ、自分に合った趣味や社会活動に取り組み、頭と心の若さを保ちましょう。

◆注意したい主な不調・疾患

・骨粗しょう症
・生活習慣病（糖尿病、高血圧、脂質異常症）、肥満
・尿漏れ、過活動膀胱
・萎縮性膣炎
・卵巣がん、子宮体がん

進化する現代の女性医療 —— 産婦人科を普段から上手に利用しよう

そんな女性の心身の健康を守るために、女性の皆さんに日頃からぜひ活用してほしいのが、産婦人科・産婦人科クリニックです。

産婦人科というと「妊産婦さんが行くところ」「普段はなんとなく敷居が高い」と感じる女性もいるようですが、決してそんなことはありません。当院の場合は、妊娠中や産後の女性たちだけでなく、10代から90代まで、本当に幅広い年代の女性たちが来院されています。

例えば、思春期の10代の女性であれば、月経痛や月経不順がある人はもちろんですが、そうでない人も一度、産婦人科を受診してほしいと思います。

自分のカラダがどういう状態なのかは、検査をしなければ分からないものです。受診すれば異常の有無もチェックできますし、月経や女性のカラダ、性についてなどの正しい知識を知る機会にもなります。

当院でも以前、月経不順とニキビの悩みで受診された女子学生がいました。検査をすると、若い女性に多い「多のう胞性卵巣症候群」であると判明し、ホルモン療法で治療したところ、月経のリズムが整ったうえ、お肌もきれいになった、とても喜んでおられました。医療のサポートによって不調や気掛かりが改善し、患者様の明るい笑顔を目にするときが、産婦人科医の私にとってもうれしい瞬間です。

20〜40代の性成熟期の女性であれば、単なる月経不順と思っていたら、排卵の機能がうまく働いていなかった、重い月経痛が子宮内膜症や子宮筋腫によるものだったというケースは多々あります。こうした不調は将来の妊娠にも影響しますから、早い段階で治療を始めることが大切です。産婦人科ではそれらの治療と併せて、この年代に多い子宮頸がんの検診も行えます。

この世代は、妊娠についての悩みも多くなりますが、妊娠しにくい原因には女性側・男性側でさまざまな要因があります。当院では、女性だけでなく男性も必ず一緒に検査を受けてもらえるようにお伝えしています。

更年期の女性では、のぼせや発汗といった身体的な症状はよく知られていますが、意欲低下や気分の落ち込みといったメンタルの症状も実は少なくありません。

私の印象では、仕事や趣味などで自分の居場所があって忙しくしている人は、比較的症状が軽く済む人が多いようです。そうした拠り所がないと症状が重く出やすい傾向があるため、丁寧に話をお聞きして寄り添うことも治療の一つです。

そして老年期は、子宮体がんや卵巣がんの心配がないかどうか、また骨が弱くなっていないか、定期的に産婦人科でがん検診や骨密度検診を受けてほしいと思います。排尿やトイレで気になることがあるときも、「年だから仕方がない」と諦めず、産婦人科で相談をしましょう。

私は日頃から女性たちに「痛みやつらさは、我慢しないで相談してほしい」と伝えています。

以前は、我慢強さや自分を犠牲にして周囲に尽くすことが、日本女性の美徳のように思われてきました。しかし、今はそういう時代ではありませんし、痛みを我慢してもなんの得もありません。月経痛をはじめとする痛みは、カラダが発するなんらかのサインです。気になったときは、気軽に産婦人科を受診してください。

「恥ずかしい」「怖い」「痛い」は心配なし

産婦人科になかなか行きにくいという人のなかには、産婦人科の診療が「恥ずかしい」「怖い」「痛い」といったイメージをもつ人もいるようです。もしかすると、母親や以前に実際にそういう経験をした人からそういう話を聞いたという人もいるのかもしれません。

しかし以前に比べて、現在の産婦人科診療はずっと進化しています。

産婦人科の診療で、おそらく抵抗を感じる人が多いのが「内診」でしょう。内診とは、腟内に検査器具や指を入れ、腟や子宮、卵巣などの状態を調べる検査です。医師が外陰部や腟~子宮内を検査するため、「恥ずかしい」と感じる人も多いようです。

内診を行うか否かは、患者様の状況に合わせて判断します。当院では、若い世代で性交渉の経験がない人は基本的に内診を行わず、お腹から超音波検査で子宮や卵巣の状態を診るようにしています。

子宮頸がん検診では、経腟超音波検査といって、腟から細い棒状の検査機器を入れ卵巣を詳しく調べる検査が重要になりますが、これも膣からは抵抗があるというときは、肛門からに変更することもできます。また月経中などで「その日は内診をしたくない」という希望があれば、日程を変えることもできます。

ほかにも、乳がん検診のためのマンモグラフィや骨密度検診などの放射線検査は女性の放射線技師が行う、診察時も女性看護師が付き添うなど、女性が羞恥心や不快感を覚えずに済むように、さまざまな配慮をしています。

腹部からの超音波検査はもともとまったく痛みがありません。専用の器具を膣内に入れる検査・治療でも、以前よりも細く、小さい器具類が登場しています。その人に合った器具を使用することで不快感や痛みをより感じにくくするように留意しています。

内診をはじめ、検査や診療について不安や抵抗を感じることがあれば、医師や看護師に率直に伝えていただければ、必要な対応を行うことができます。

一生通い続けられる「産婦人科かかりつけ医」の選び方

ひと口に産婦人科といっても、各地域の医療機関にはさまざまなところがあります。施設名もレディースクリニック、ウィメンズクリニック、マタニティクリニックなど、女性が主な対象でも、違いが分かりにくいケースもあります。

各医療機関は対象とする診療科を、クリニックの入り口近くの看板などに掲げることができます。これを標榜科といいます。女性に特有の疾患や生殖の仕組みを診療する診療科は、次の3つがあります。

・産科
・婦人科
・産婦人科

産科を掲げるクリニックは、妊娠中から分娩・産後までの医療サポートが中心で、分娩のための入院設備をもっていることが多いと思います。婦人科は、月経トラブルや婦人科疾患、性感染症などの治療や検診を行う施設が中心です。通常、お産を扱うことはありません。最後の産婦人科は、産科と婦人科の機能を併せもちます。妊娠の悩みに対しては生殖医療・不妊治療を行っている施設もあります。

まずはこの標榜科名を確認し、自分の受けたい診療を行っている施設を選ぶのが第一のポイントです。

次に標榜科が同じでも、各施設で導入している医療機器や手術・入院設備の有無などにより、診療内容は異なってきます。がん検診でも、一次検診だけできるところと、精密検査や手術まで行える施設とがあります。各施設の公式サイトを確認する、電話で問い合わせをするなどして個々に確認をしてみてください。

地域によって受診できる医療機関は異なりますが、私は女性の皆さんに、思春期から性成熟期、更年期、老年期と、生涯を通じて通うことができる「産婦人科かかりつけ医」をもってほしいと思っています。

こうしたかかりつけ医がいれば、若い女性は将来のライフプランを考慮した治療・指導を受けられますし、パートナーを得て妊娠・出産を迎えるときも、続けて通院ができます。年齢を重ねた女性は、これまでの経過やその人の生活環境等を理解したうえで、健康を守るためのケアを提案してもらえるはずです。

当院は、おかげさまで地域の女性たちから支持していただき、長く通院を続ける方が多数います。なかには母娘二代で通ってくださっている方々もいます。

50代の母親が更年期症状で受診、そのあとに30代の娘さんが里帰り出産で入院されるケースもありますし、40代の娘さんと70代のお母さんが、定期的にがん検診を受けているご家庭もあります。ご家族ということでいえば姉妹で同じ時期にお産が重なり、一緒に入院されていたケースもあります。

ほかにも、10代のときに当院で月経不順を治療し、就職してからは職場仲間の女性たちを誘って、婦人科検診を受けに来られている女性もいます。

皆さんも、ぜひそれぞれの地域で産婦人科かかりつけ医を探してみてください。そして年齢・ライフステージに合わせて医療のサポートも活用しながら、心身の健康管理を続けていってほしいと思います。

年代別・症状別　女性の不調　チェックリスト

次のような項目にチェックが付くときは、産婦人科で相談してみましょう。

〈月経について〉

□月経周期がバラバラで安定しない
□月経痛が強く、いつも鎮痛薬が必要
□月経量がとても多い。またはとても少ない
□15歳を過ぎても月経が来ない
□もともとあった月経がしばらく来ていない（3カ月以上）
□月経前のイライラ、眠気、集中力低下などがつらい
□いつもと違うおりものや出血がある
□正しい避妊の方法について知りたい

〈将来の妊娠について〉

□自分やパートナーの、将来の妊娠の可能性を知りたい
□避妊をしないで性交渉をもっているのに、なかなか妊娠しない
□不妊治療の検査や治療を受けたい
□妊娠の徴候があったあと、流産を○回以上経験している

〈妊娠・出産について〉

□月経が来ないなど、妊娠の兆候がある
□妊婦健診や、妊娠中の生活指導を受けたい
□分娩方法（自然分娩、無痛分娩）について相談したい
□産後の育児指導や、産後ケアを希望する

〈更年期～老年期について〉

□ほてりや発汗、イライラ、疲労感などの更年期症状がつらい
□骨の強さを調べたい、骨密度検査を受けたい
□がん検診（子宮がん、卵巣がん、乳がん※）を受けたい（※施設による）
□尿漏れなどのトイレの悩みがある
□性交痛、外陰部のかゆみ・炎症などがある

「恥ずかしくない」「怖くない」「痛くない」診療

日本では、産婦人科のかかりつけ医をもっていて定期的に受診している女性は、海外に比べてそれほど多いとはいえません。まだまだ「恥ずかしいのでは？」「怖い？」「痛い？」といったイメージが少なくないからでしょう。

そこで当院では、「恥ずかしくない」「怖くない」「痛くない」という、3つの「…くない」診療を心掛けています。具体的な取り組みは、以下のとおりです。

・「恥ずかしくない」

更衣が必要な検査・診療は、女性看護師・女性放射線技師が担当します。また更衣スペースと診察室との間に2重のカーテンを設置しています。検査後に、きちんと衣服を整えた状態で医師の話を聞けるようにしています。

そのほか外国の方を中心に、内診中に下腹部をカーテンで仕切って診察されるのが、何をされるのか見えずに不安という方もいます。その場合はカーテンを開けたまま、つまり患者様からも医師の顔が見える状態で診察することもあります。

COLUMN

・「怖くない」

冷たいものを急にカラダに押し当てられたりすると、患者様は怖いと感じてカラダに力が入ってしまいます。当院では、患者様に触れる器械や診察台、超音波検査で使うゼリーなどを温めて常に「適温」にしています。また、金属製の器具がガチャガチャと大きな音を立てるのも怖い不快な印象になるため、静かに丁寧に扱うといった「適音」も意識しています。

・「痛くない」

内診や腟内に器具を入れる経腟超音波検査、腟鏡などでは、サイズのより小さい器具を選ぶなどして、できる限り痛みがないように行います。性交渉の経験のない人に対しては内診を行わず、腹部からの超音波検査を基本としています。

産婦人科は、こうした配慮を徹底し、受診するすべての女性にとって「気軽に相談に来られる」「安心して通院ができる」クリニックであるべきだと考えています。

Part 2

月経は個人差が大きい
「多い」「痛い」は我慢しない

月経痛は人それぞれ異なる

　一般に、月経やそれに伴う不快症状は、「女性ならば誰もが経験するもの」と思われています。

けれども、ひと口に月経といっても、その実態にはかなり個人差があるものです。月経の周期もそうですし、経血量の多い・少ない、痛みや不快症状の現れ方や強さなどは、人によってそれぞれ異なっています。

　月経痛だけをとっても、まったく痛みを感じない人から、鎮痛薬を使えばやり過ごせる人、鎮痛薬も効かないほど痛みが強く、寝込むことがある人まで、さまざまです。また同じ人でも痛みを強く感じる月と、それほどでもない月があったりします。学生の頃は痛みが強かったけれど、大人になってからだんだん痛みが軽くなるケースもありますし、逆に年齢とともにだんだん痛みが増していく、という人もいます。

　月経の痛みや症状は、たとえ血のつながった母と娘でも異なります。

月経痛で10代の娘さんが母親に付き添われて受診されるようなとき、たまにお母さんのほうが「私は我慢できたのに……」という人がいます。親子といっても、体質は母親から受け継いだものもあるでしょうが、月経の症状は個人によって異なるのが当然です。

月経が重い女性たちからは、「同じ女性同士でも、分かってもらえない」と嘆く声を時折耳にします。産婦人科医のなかでも、むしろ女性医師は理解してくれない、男性医師のほうが親身に寄り添ってくれる、と話す人もいます。

要するに、月経にまつわる痛みやつらさは、厳密にはその人本人にしか分からないものです。周りの女性たちが我慢できるからといって、無理をしてそれに合わせる必要はありません。「たかが月経痛」と我慢を続けていて、婦人科の病気が進行してしまい、不利益をこうむるのはその人自身です。重い月経の裏に子宮内膜症や子宮筋腫といった病気が隠れているケースも増えています。

月経が「痛い」「つらい」と感じるのであれば、早めに産婦人科で相談をしてください。

月経痛や月経に伴う不快症状は、治療によって軽減したりコントロールしたりできます。

働く女性であれば、仕事の大きなプロジェクトがあるとか、学生であれば大事な試合や受験があるなど、重要なイベントのある月を避けて自分にとって都合のいいタイミングで月経を起こす、といったことも可能です。

つまり治療によって、単に月経の痛みやつらさを緩和するだけでなく、月経に振り回されずに自分自身で生活をデザインできるようになります。

過度のダイエット、性感染症などに注意を

若い女性の月経トラブルには、月経痛や不快症状以外にも過度のダイエットによる月経不順や無月経などがあります。

月経が正常に来るためには、ある程度の体重が必要です。体重が少なくなり過ぎるとカラダが生命の危機を感じ、生命維持に直接関わらない生殖の機能を止めてしまうため、月経も止まります。

10～20代女性を中心に、痩身願望が強く、医学的にいえば「肥満」にはほど遠いような人でもダイエットをしています。そういう人が絶食や極端な少食を続けていると「体重減少性の無月経」に陥るケースが少なくありません。

女性アスリートにおいては、陸上や体操などの体重増加が不利に働く競技を中心に、厳しい体重管理やハードな練習により、月経が止まる例もよくあります。

月経が周期的に来ないことを、「月経がないほうがラクでいい」と考える女性もいるようですが、無月経が長く続くと卵巣機能が低下し、将来の妊娠が難しくなることがあります。さらに女性ホルモンの分泌も少なくなり、骨が弱くなって骨折が起きやすくなるなど、全身にさまざまな悪影響が生じます。

月経の周期が安定しない、月経が何カ月も来ないことがあるという人は、やはり産婦人科で自分のカラダの状況を調べるようにしてください。

月経トラブルのほかに、性成熟期の女性は性行動の活発な年代に当たりますから、付き合っている男性から感染する性感染症や子宮頸がんにも注意が必要です。

月経以外に不正出血がある、おりものの量や色、臭いなどが気になるというときは、早めに産婦人科を受診しましょう。性感染症は女性だけでなく、必ずパートナーの男性と一緒に治療することが大切です。

周期的に妊娠の準備を繰り返すのが「月経」

月経とは、子宮の内膜がはがれ落ちて出血（経血）として体外に出ることで、女性のカラダが周期的に妊娠に向けて準備をしているために起こる生理現象です。子宮は、妊娠したときに赤ちゃんが育つ部屋ですが、この子宮の内側を覆っているのが子宮内膜です。子宮の両脇には卵巣があります。卵巣の中には卵胞（卵子が入った袋）がたくさんあり、そのなかの数十個の卵胞が毎月発育し、さらに一つだけが成熟して卵巣から排出されます。これが排卵です。

卵巣から飛び出した卵子は、子宮の両脇の腕のような卵管を通り、子宮へと運ばれていきます。このタイミングで性交渉をもち、精子と卵子が結び付くと、受精卵が誕生します。受精卵が子宮にたどり着いて子宮内膜にくっ付く（着床する）と、妊娠が成立します。

受精卵を迎えるために、子宮内膜は排卵の前から少しずつ厚くなります。受精卵が着床しやすくなるよう、ふかふかのベッドのような状態になって準備しているのです。そして卵子が受精しなかった場合、排卵後約２週間で厚くなった子宮内膜がはがれ落ち、出血として体外に排出されます。これを周期的に繰り返しているのが、毎月の月経といえます。

こうした月経のリズムは、いくつかのホルモンの働きによってつくられています。月経に関わるホルモンには、脳の下垂体から分泌される性腺刺激ホルモンと、卵巣から分泌される女性ホルモンとがあります。

性腺刺激ホルモンの一つで、脳の下垂体から分泌される卵胞刺激ホルモン（FSH）は、卵巣の中の原子卵胞を発育させ、卵巣からのエストロゲン分泌を促します。

そしてエストロゲンは、子宮内膜を増殖させて妊娠の準備を進めます。また子宮頸管の粘液を増やし、精子が子宮内を進みやすいようにする作用もあります。

同じく性腺刺激ホルモンである黄体化ホルモン（LH）は、成熟した卵胞を刺激し、排卵を促します。そして卵胞が卵子を排出したら、黄体というものに変わり、卵巣からのプロゲステロン分泌を進めます。

プロゲステロンは子宮の内膜の厚みを増し、受精卵が着床しやすい状態を約2週間維持します。妊娠が成立しないときは、やがてエストロゲンもプロゲステロンも分泌量が低下し、厚くなっていた子宮内膜がはがれ、月経が始まります。

このように脳からの指令を受けて、卵巣から女性ホルモンが分泌されることで、月経が周期的に起こるようになります。この仕組みのどこかに異常が生じると、月経不順などの月経トラブルとなります。

また、一連の月経のサイクルは、卵胞期、排卵期、黄体期、月経期という4つに分けることができます。各時期によって分泌されるホルモンの種類や量が異なり、それによって女性のカラダと心にはさまざまな変化が起こります。

それぞれの時期の説明と心身に起こりやすい主な症状は、次のようなものです。自分の月経サイクルを把握しておくと、不調が強く出やすいときは「今日は無理をせず、早めに休もう」といった心身のセルフケアを効果的に行えるようになります。

【卵胞期】

月経の終わり頃から、排卵にかけての1週間あまりが卵胞期です。卵巣の中で卵胞が発育・成熟していき、卵巣からのエストロゲン分泌が多くなります。

卵胞期は月経サイクルのなかで、最も快適なときです。エストロゲンの作用によって肌や粘膜が潤い、女性的な美しさが際立ちます。精神的にも意欲が高まり、仕事や家庭生活でも活動的に過ごせます。

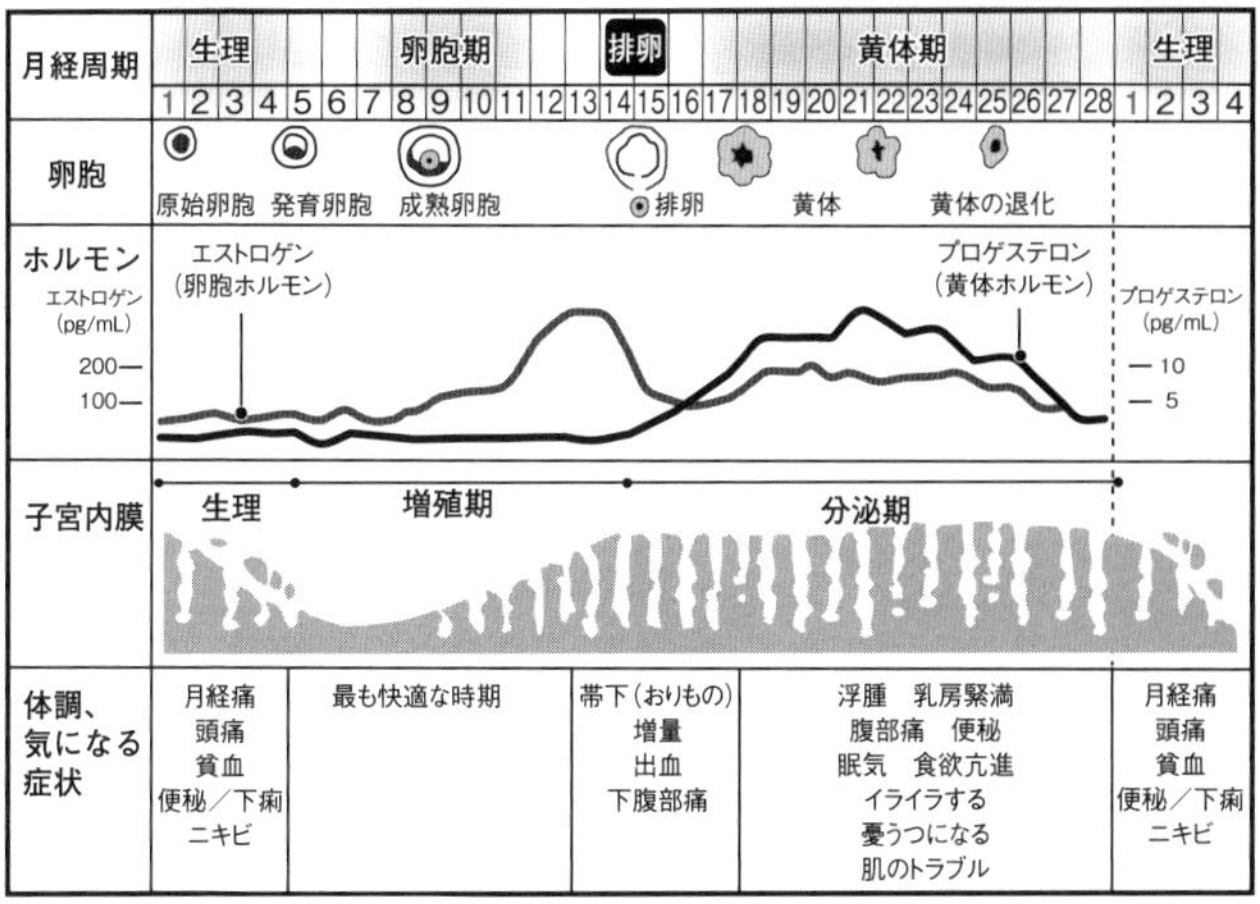

出典：バイエル薬品株式会社「生理のミカタ」WEB サイトをもとに作成

図表3　生理のメカニズム

【排卵期】

前の月経の始まりから、約2週間（14～15日）後に、排卵が起こります。特に自覚症状がない人もいますが、排卵に伴って頭痛や下腹部痛（排卵痛）や、少量の出血（排卵時出血）が起こるケースもあります。

【黄体期】

排卵後から、次の月経が始まるまでの約2週間が黄体期です。エストロゲンとともに、プロゲステロンの分泌が増加することで、月経前のさまざまな不快症状を自覚する人が増えます。よくある症状は下腹部痛、腰痛、頭痛、乳房痛のほか、むくみや体重増加、肌荒れ、食欲亢進など。イライラや気分の落ち込み、意欲の低下といった精神症状が強く現れる人もいます。

【月経期】

月経の出血が始まり、平均３～７日程度続きます。月経期の特に前半は、下腹部痛や頭痛などの月経痛を感じる人が少なくありません。そのほかに便秘・下痢、肌荒れ、貧血、疲労感などが発生・悪化する人もいます。

月経の「正常な範囲」とは

月経は個人差が大きいですが、正常な月経の目安となるのが次の数値です。

①月経周期：25～38日
②月経の持続日数：３～７日
③経血量：１回の月経で50～１８０g

①の月経周期とは、月経が始まった日から、次の月経の前日までを指します。月に

よって少し遅れたり、早まったりすることもあると思いますが、数カ月間チェックしてみると、その人の平均的な周期が分かります。これが24日より短い、あるいは39日より長いときは月経不順や無月経が考えられます。

②の月経の持続日数は、出血が始まった日から終わった日までのことです。1回の月経が2日以内で終わってしまう、逆に毎回8日以上続くというときは、排卵障害や月経不順が疑われます。

③の経血量は、月経での出血量ですが、個人では分かりにくいかもしれません。平均的には出血が始まって2～3日頃に最も出血量が多くなり、その後は次第に少なくなります。4～5日目になっても、昼間も夜用ナプキンをしないと不安、レバー状の塊がゴロゴロ出るという人は、経血量が多いと考えたほうがいいでしょう。反対に、出血が毎回とても少なく、ナプキンを交換しなくていい程度という場合も、なんらかの異常が考えられます。

このほか、月経痛の痛みの程度も、月経トラブルの重要なサインの一つです。市販の鎮痛薬を飲めば耐えられるという人も、婦人科検診などを受けるときには、その旨を医師に伝えてください。病気が隠れていないか、一度確認しておくと安心です。

月経痛が強く、鎮痛薬を飲んでも効かない、学校や仕事を休むことがあるといった人は「月経困難症」の可能性が高くなります。

性成熟期に気をつけたい病気と対処法

①月経前症候群（PMS）

・病気の特徴・症状

毎月、月経が始まる10～3日前頃から、心身にさまざまな不快症状が起こり、月経が始まると症状が治まるのが特徴です。身体的な症状では、下腹部痛や腰痛、頭痛、乳房痛、むくみ、肌荒れ、ほてりなどがよく見られます。精神的な症状では、イライラ、気分の落ち込み、集中力の低下、不安、眠気などが挙げられます。

このうち、イライラや怒りをコントロールできず暴力的な言動になる、気力が著しく低下し仕事ができないなど、精神症状が強く現れるものを「月経前不快気分障害（ＰＭＤＤ）」といいます。

・対処法

仕事や生活で困っているときは、治療を検討しましょう。症状に応じて鎮痛薬や漢方薬、低用量ピルなどで治療します。低用量ピルの服用により、ホルモン値が安定してくると体調や気分の波も落ちついてきます。精神症状が強いときは、抗うつ薬や精神安定薬を使うこともあります。

またストレスや緊張は症状を悪化させる要因になります。日頃から、十分な睡眠や適度な運動を心掛け、喫煙やカフェインの摂り過ぎなどは避けましょう。

②月経困難症

・病気の特徴・症状

月経の最中に下腹部や頭、腰などの痛み、吐き気、むくみ、倦怠感、下痢といった不快症状が強く、学校や職場を休む、寝込んでしまうなど、日常生活で支障が生じている場合、月経困難症と診断されます。

初経後3年以内の若い年代では、子宮などに特に異常はないけれど痛みなどが起こる「機能性月経困難症」が多い傾向があります。月経時に24～48時間程度の痛みを伴いますが、これは子宮を収縮させる生理活性物質の分泌が多い、子宮や卵巣が未成熟といったことが原因として挙げられます。加齢に伴い次第に軽快していきます。

30〜40代になると、子宮や卵巣の病気によって激しい月経痛や不快症状が起こる「器質性月経困難症」が増えてきます。月経期間中2〜5日ほど痛みが続き、加齢に伴って次第に悪化し、そのうち月経時以外にも痛みが出るようになります。

・対処法

機能性月経困難症の痛みには、鎮痛薬を使用しましょう。我慢をしていて痛みが強くなってから飲むよりも、早めに鎮痛薬を服用したほうが効果を得られます。繰り返す痛みで次第に痛みが強くなっているときは低用量ピルなどでの治療も検討します。10代、20代で月経困難症の症状が強い人は、子宮内膜症を発症する確率が高いことも分かっています。2〜3カ月に一度でも、つらい月経痛がある人は産婦人科医で相談をしてください。

器質性月経困難症の場合、原因の病気を治療することで、つらい症状も改善します。

③月経不順

・病気の特徴・症状

月経不順は、月経の周期や出血の持続日数・経血量などによっていくつかに分けられます。周期の異常では、正常な月経周期25～38日を外れて、24日よりも短いものを「頻発月経」、39日よりも長いものを「稀発月経」といいます。

月経の持続期間・経血量の異常としては、1回の月経の持続日数が長く、8日以上出血が続くものは「過長月経」になります。過長月経の多くは、日中でも夜用ナプキンを使わないといけないほど出血量が多い「過多月経」を併発します。

逆に、1回の月経が2日以内で終わってしまうような場合は「過短月経」とされます。経血量も非常に少ない「過少月経」であるケースがほとんどです。

このような月経不順は、卵巣や子宮の未発達な思春期や、卵巣の機能が低下してくる更年期に多くなります。

・対処法

10代の思春期や性成熟期の月経不順では排卵が正常にある場合は、様子を見ていて良いこともあります。痛みが強いときや多量の出血による貧血があるときは、薬での治療も検討しましょう。更年期に当たる45歳以上の月経不順は、ほかにつらい症状がなければ特別な治療は不要です。

一方、排卵障害がある月経不順は、不妊にも関係してきます。将来、妊娠・出産を希望する人は早い段階で、排卵を起こす治療を始めることが大切です。子宮内膜症や子宮筋腫などの病気による過長・過多月経では、病気の治療が肝要です。

④無月経

・病気の特徴・症状

無月経には、初経が来ない（月経が始まらない）「原発性無月経」と、これまであった月経がなんらかの理由で止まってしまう「続発性無月経」があります。

原発性無月経は、18歳を過ぎても初経（初潮）が来ない場合を指します。原因は、ホルモン分泌の異常、染色体異常、子宮や卵巣の先天的な異常などが挙げられます。

また、妊娠・授乳中でないのに3カ月以上月経がないときは、続発性無月経となります。受験や失恋などの強いストレス、ダイエットや運動競技による体重減少などが原因となっている例が多くあります。そのほか「多のう胞性卵巣症候群」や「高プロラクチン血症」などの病気により、月経が止まることもあります。

・対処法

15歳を過ぎても初経が来ないときは原発性無月経を疑い、一度、産婦人科を受診するといいでしょう。先天的な異常による無月経では手術やホルモン補充療法を行うことがあります。

また無月経の状態が長くなると卵巣の機能が低下し、不妊につながることもあるため、体重減少性の無月経は体重を増やす、薬で月経を再来させるなどの治療を行います。

⑤子宮内膜症

・病気の特徴・症状

子宮内膜と似た組織が、子宮以外の場所にできる病気です。毎月の月経時にその組織がはがれ落ちて、周辺に炎症を引き起こします。日本子宮内膜症啓発会議によると、月経のある女性の10％に子宮内膜症があり、約２６０万人の方が罹患していると推計されています。

子宮内膜症が発生しやすいのは腹膜や卵管、ダグラス窩《か》（子宮と直腸の間のくぼみ）などで、子宮の筋肉内に生じたものは「子宮腺筋症」といわれます。また、卵巣内に発生したものを「卵巣チョコレートのう胞」といい、まれに卵巣がんに移行することがあります。

症状の特徴としては、鎮痛薬が効かないほど強い月経痛があります。ほかに頭痛や

前から見た図

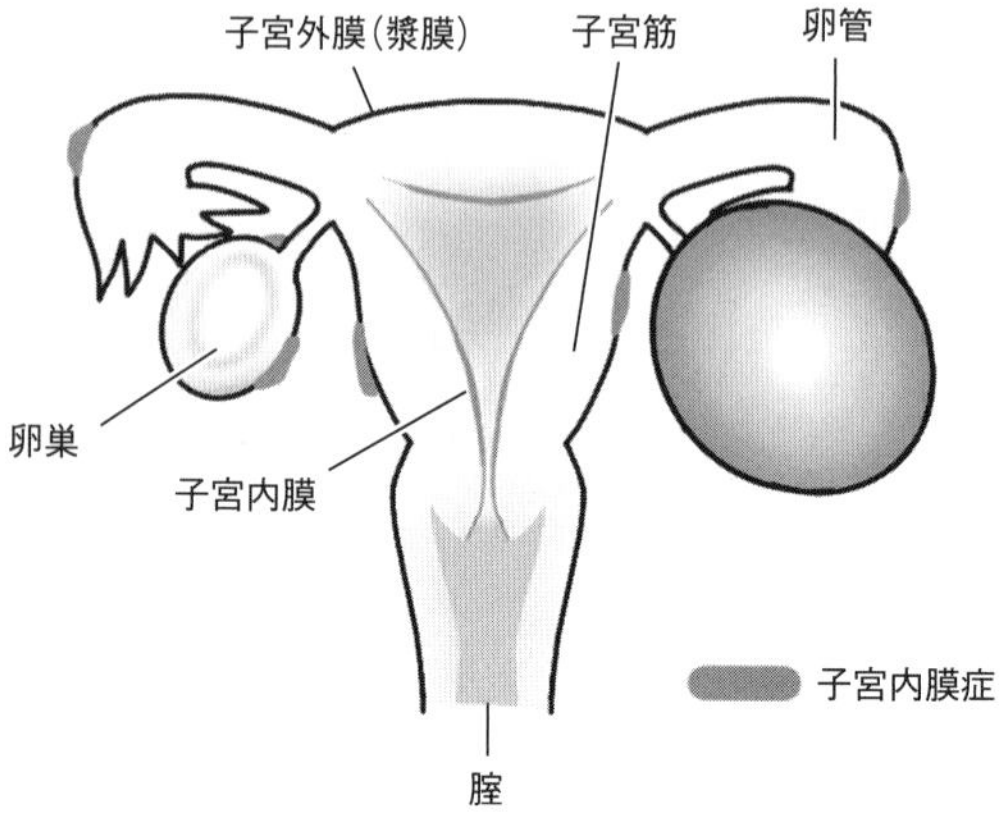

横から見た図

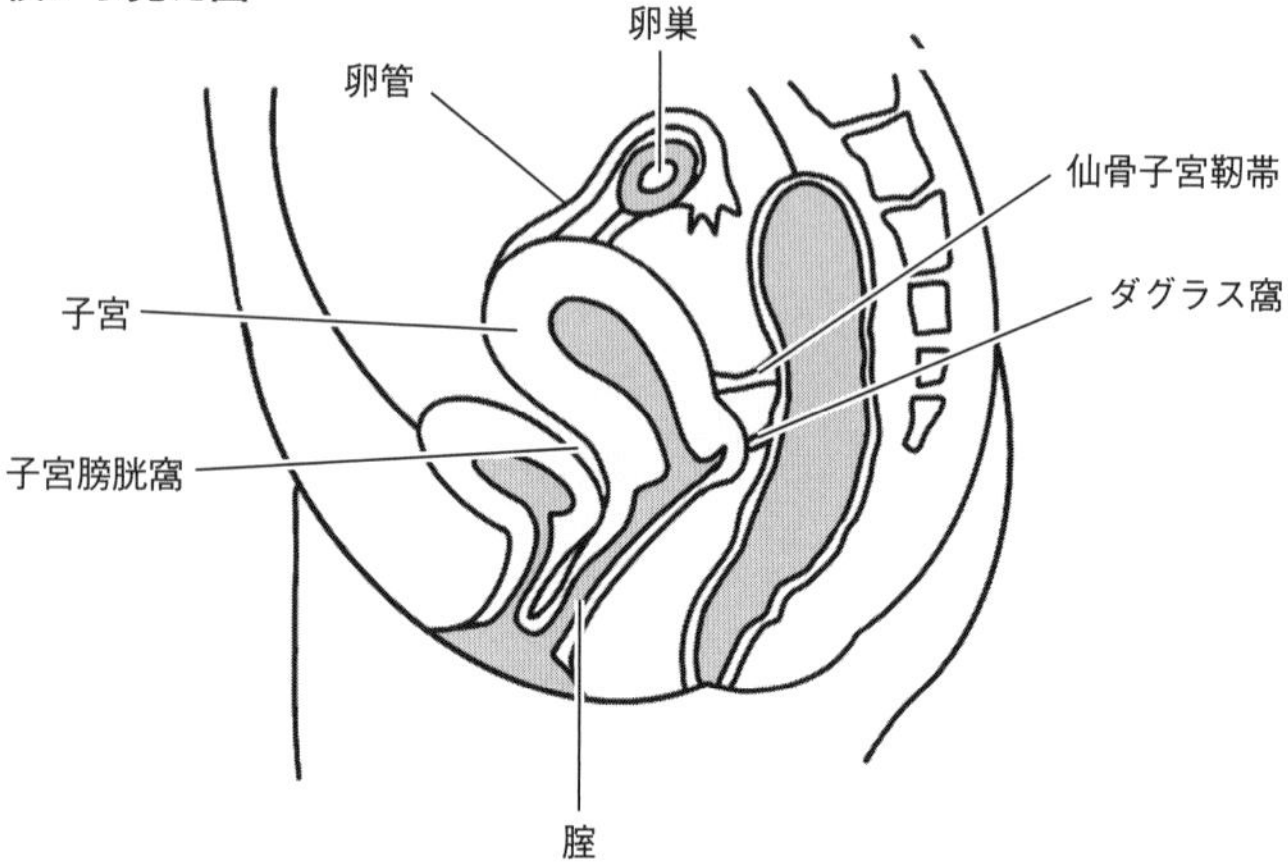

出典：公益社団法人日本産科婦人科学会 WEB サイトより

図表4　子宮内膜症が発生しやすい部位

吐き気、出血量が多い過多月経（過長月経）を伴うケースも多いです。子宮内膜症は進行性の疾患で、月経を繰り返すたびに痛みや出血が年々ひどくなるのが特徴です。症状が進むと月経時以外にも下腹部痛、性交痛、肛門痛などを自覚する人もいます。不妊や流産の原因になることもあるため、早い段階での治療が望まれます。

・対処法

子宮内膜症の治療は、鎮痛薬や低用量ピル、ホルモン薬などを使った薬物療法と、手術療法があります。その人の症状や進行度、これから妊娠を望むかどうか等によって、治療方針は変わります。

子宮内膜症は女性ホルモンによって悪化する病気ですから、月経がある年代の女性は、医師と相談しながら長期的に治療・経過観察を続けていく必要があります。不妊の症状がある場合も、子宮内膜症を治療することで妊娠・出産に至る例はたくさんあります。

⑥子宮筋腫

・病気の特徴・症状

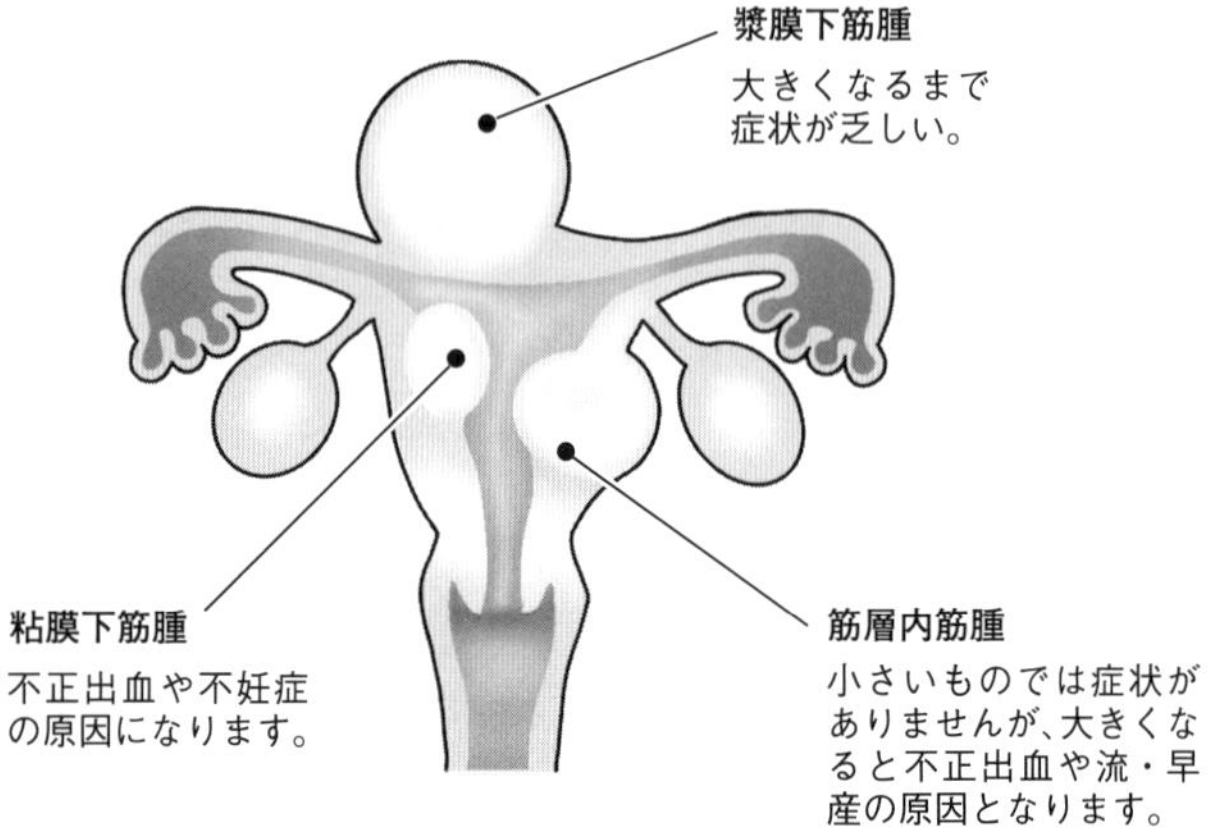

出典：公益社団法人日本産科婦人科学会 WEB サイトより

図表5　子宮筋腫の種類

子宮の筋肉に、固いコブのような良性の腫瘍《しゅよう》ができるのが子宮筋腫です。30代以上の女性の3人に1人は子宮筋腫をもっているといわれています。筋腫のできる位置によって「筋層内筋腫」「粘膜下筋腫」「漿膜下筋腫」に分けられます。

筋腫の大きさや数は、人によってまちまちです。米粒大から、大きいものでは人の頭くらいになる場合もあります。数についても、1～数個の場合もあれば、数十個という例もあります。

子宮筋腫はまったく症状がない人もいますが、筋腫の位置や大きさによって強い月経痛、過多月経が生じる場合も珍しくありません。また貧血、頻尿や便秘、不妊、流産などが起こることもあります。

・対処法

症状が強くなければ、経過観察で良いこともあります。症状が強いときは薬物療法や手術療法を検討します。子宮筋腫も女性ホルモンに影響を受ける病気のため、長期的な治療や観察が必要です。まれに、子宮筋腫と思われていたもののなかに悪性腫瘍の子宮肉腫が見つかる場合があります。子宮筋腫は良性腫瘍だからと油断をせず、定期的な経過観察を続けましょう。

⑦子宮頸がん

・病気の特徴・症状

子宮頸がんは、国内で年間約１万１０００人の女性が発症します。２０１９年のデータでは、子宮頸がんで命を落とした人は約２９００人に上ります。

この子宮頸がんを予防するために、有効なのが子宮頸がん（ＨＰＶ）ワクチンです。日本では、２０１３年４月に小学６年生～高校１年の女子生徒を対象に定期接種が始まりましたが、接種後に多様な症状の副作用が報告されたことで、現在では積極的な勧奨は差し控えられ、希望した人のみが接種する形式になっています。

10代の娘さんにＨＰＶワクチンを接種したほうがいいのか、迷う親御さんも多いことと思います。しかし、ＨＰＶワクチンはＷＨＯ（世界保健機関）が有効性と安全性を確認しているワクチンであり、現在も世界１００カ国以上で接種が行われています。また副反応が懸念されるときは、全３回の接種のうち、２、３回目を中止することもできますし、健康被害についての相談先や救済策も整備されています。不安があれば産婦人科医に相談していただきながら、接種を検討してほしいと思います。

また、20代で性交渉の経験がある人でも、ＨＰＶワクチンは子宮頸がん発症を予防する一定の効果があります。ワクチンを打ったうえで、２年に一度、定期的に子宮頸がん検診を受けていただくのが、子宮頸がん予防のベストな対策です。

・対処法
子宮頸がんは、ワクチンによって「予防できるがん」です。また、発症しても早期に発見・治療ができればほぼ治癒します。子宮頸がんを防ぐためには、ワクチン接種や子宮頸がん検診を続けていくことが大切です。

・子宮頸がんワクチン

定期接種の対象は、性交渉を経験する前の10代前半の女性（小学6年〜高校1年）。約半年間で3回接種を受けるのが基本です。定期接種の対象以外の女性も、希望すれば個別にワクチンを受けることができます。

・子宮頸がん検診

20歳を過ぎたら、少なくとも2年に1回、子宮頸がん検診を受けましょう。検診では子宮の入り口付近の子宮頸部をブラシなどでこすって細胞を採取し、顕微鏡でがん細胞やがん病変になる前の異常細胞が認められないかを確認します。

子宮頸がんの治療には手術療法、放射線療法、化学療法（抗がん薬）などがあります。

⑧性感染症

・病気の特徴・症状

セックスによる性器の接触や、ディープキス、オーラルセックスなどの性的な接触によって感染する病気を性感染症といいます。性感染症の原因となるのは、さまざまな細菌やウイルスなどの病原体です。

女性では性感染症が不妊や流産・早産の原因になることもありますし、出産時に赤ちゃんに感染するリスクもあります。また近年急増している梅毒は、妊娠中に感染すると胎児に移行し早産、死産、奇形、新生児死亡につながる可能性があります。当院のある秋田県内でも近年増加傾向にあります。

〈主な性感染症〉

・性器クラミジア感染症（子宮頸管炎などを引き起こし、不妊や流早産の原因になる）
・淋病（淋菌が原因で、放置すると、不妊や流早産を引き起こすことがある）
・性器ヘルペス（性器に水疱ができ、潰瘍《かいよう》を作る。赤ちゃんに産道感染する危険性がある）
・尖圭《せんけい》コンジローマ（性器周辺にとがったイボが発生し、出産時に産道感染のリスクがある）
・梅毒（梅毒トレポネーマという微生物が原因で、若い女性で感染が急増している）
・ＨＩＶ感染症（免疫力が低下する「エイズ（後天性免疫不全症候群）」を発症する可能性がある）

・対処法

性感染症は初期には無症状のことが多いです。性器やその周辺の発疹や腫れ、かゆみ、痛み、おりものの量や臭いの異常、排尿するときに痛みや血が混ざる、といった症状に気づいたときは、産婦人科や泌尿器科を受診しましょう。

性感染症は、女性だけが治療をしても相手が病原体をもったままであれば再感染が起こります。パートナーと同時に、抗菌薬などでしっかり治療をすることが重要です。

また性感染症を予防するためには、性交渉時に男性避妊具（コンドーム）を忘れずに使用することが欠かせません。

「痛い」「つらい」が続くときは、低用量ピルの活用を

産婦人科医として、月経のある年代の女性にお伝えしたいのは、「月経がつらいときは、積極的に低用量ピルを使ってほしい」ということです。

残念ながら、日本では、女性ホルモン薬である低用量ピルに嫌悪感をもつ人が少なくないようです。10代20代の若い女性が重い月経で毎月苦しんでいても、母親や祖母世代から「薬を飲み続けるなんて、大丈夫なの？」「将来、赤ちゃんを産めなくなる

のでは……」などと、低用量ピルでの治療に反対されることもよくあるようです。低用量ピルについての正しい知識が女性たちに十分に知られていないことが、最大の問題だといえます。低用量ピルは、女性の生涯の健康やライフデザインを考えるうえでとても有効なものです。ぜひ正しい知識を身につけ、活用してほしいと思います。

・低用量ピルとは

女性ホルモン（エストロゲンとプロゲステロンの両方、またはどちらか）の内服薬です。継続して服用することでホルモンのバランスを調整し、月経トラブルの改善や避妊などの効果を発揮します。日本では、月経困難症などの治療に使われる保険適用のＬＥＰ、避妊目的で使用する保険適用外のＯＣと区別されています。

２０１９年の国連人口部の統計によると、婚姻・同棲関係にある女性の低用量ピル服用率は、カナダやドイツでは40％を超えており、先進国平均では約25％です。それに対し日本は約１％と極端に少なく、中国や韓国に比べても低い使用率にとどまっています。

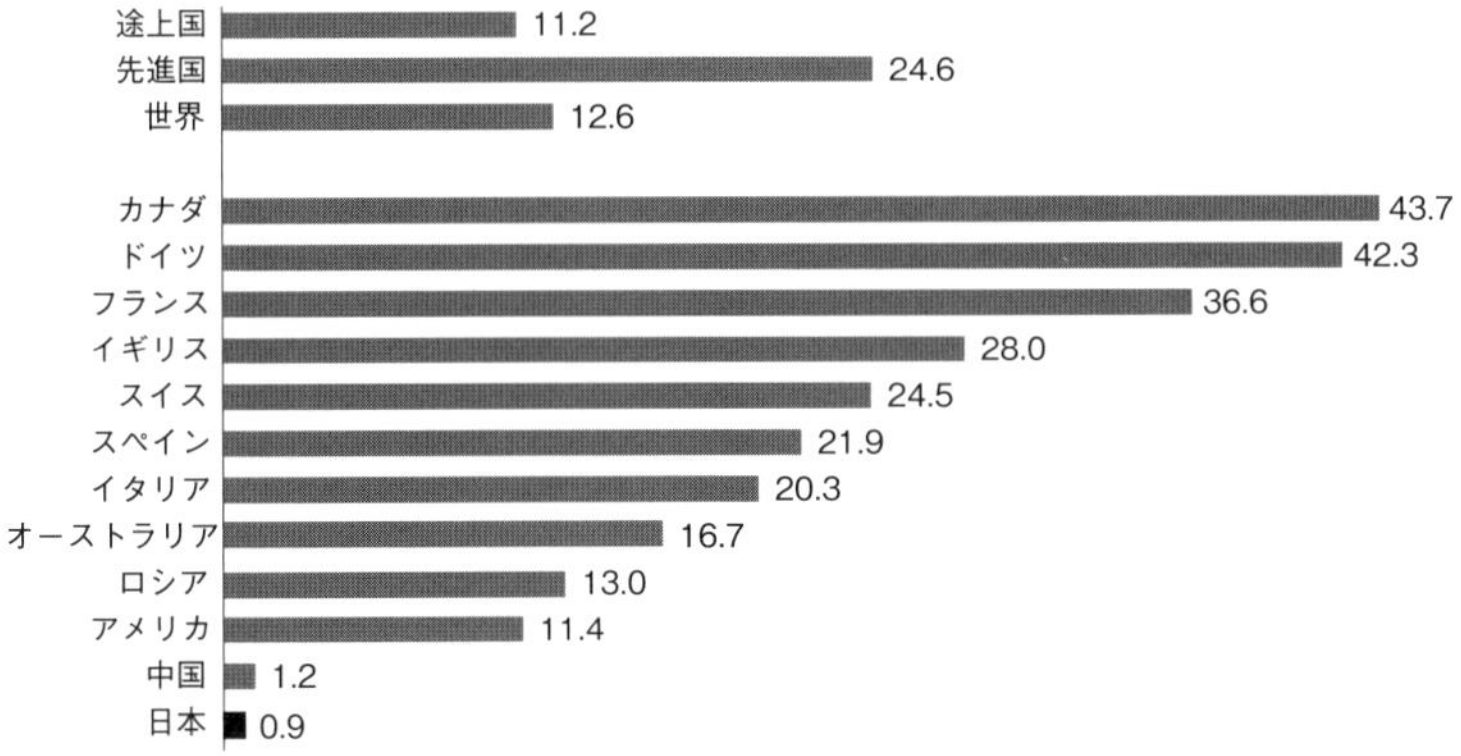

出典：株式会社ネクイノ 経口避妊薬ファクトブック

図表6　婚姻・同棲関係にある女性における低用量ピルの使用率に関する世界との比較

・低用量ピルでできること

①月経前症候群（ＰＭＳ）や月経困難症のつらい症状を改善・予防

低用量ピルを服用することで、激しい月経痛や過多月経、吐き気、頭痛、腰痛などの月経困難症の症状を改善することができます。月経前や月経中のイライラや気分の落ち込みといった精神症状にも効果があります。低用量ピルを使用することで、毎月寝込むほどつらかった月経がラクになり、「人生が変わった」「もっと早く使えばよかった」と喜んでいる女性もたくさんいます。

②子宮内膜症などの女性ホルモンによる疾患の進行を抑える

女性ホルモン量をコントロールすることで、子宮内膜症や子宮筋腫といった女性ホルモンの影響で悪化する病気の予防、進行抑制ができます。将来、妊娠を希望する女性では、妊娠の妨げとなる疾患を防ぐことにつながります。

③月経周期を整え、月経時期をコントロールできる

月経不順や無月経などがある人は、低用量ピルによって月経のリズムを整えることができます。また飲み方を変えることで、月経を起こす時期を調整できます。仕事の繁忙期や受験などを避けるほか、女性アスリートでは、重要な大会などと月経が重ならないようにしているケースも増えています。

④確実な避妊ができる

低用量ピルは正しく服用すれば、90％以上の高い避妊効果があります。避妊を男性任せにせず、女性が産みたいときに妊娠するためにも低用量ピルは役立ちます。

妊娠を希望するときは服用をやめるだけでよく、1～3カ月後に月経が回復すれば、妊娠可能な状態となります。胎児への影響も心配ありません。

・副作用について

低用量ピルを飲み始めた当初は吐き気や頭痛、不正出血などが起こることがあります。これらの症状はカラダが慣れるに従い、消失します。重い副作用としては血管が詰まる血栓症があります。日本産科婦人科学会によれば、海外の疫学調査で血栓症になるリスクは年間1万人あたり3~9人と報告されています。また血栓症が疑われるときは早期に治療をすれば、命に関わるようなこともありません。過度に恐れることなく、安心して使用してほしいと思います。

やせ過ぎは健康リスク大、「健やかな美しさ」を大切に

若い世代の女性は、過度のダイエットによるやせ過ぎにも注意してください。日本の20代女性は「やせ(BMI:18・5未満)」に当たる人が20%を超えており、世界的にも、やせているといっても過言ではありません。

「もっとやせてきれいになりたい」という気持ちは理解できますが、極端に食事量を減らす、野菜しか食べないといった誤ったダイエット法を続けていると、心身の健康に先々まで深刻なダメージが及ぶことがあります。

まず低栄養や貧血により息切れ、疲労感、成長障害が生じるほか、ＢＭＩが18％を切ると、無月経が起こりやすくなります。無月経が続くと卵巣の働きが低下し、不妊につながる場合があるほか、高血圧、糖尿病などの生活習慣病や骨折のリスクが上がることも分かっています。

「健やかな美しさ」を手に入れるためには、やはり栄養バランスの取れた食事を摂り、十分な睡眠や運動・身体活動を心掛けるのが基本です。また自分の適性体重を知っておき、無理な減量は控えましょう。

■ＢＭＩの計算方法

体重（kg）÷身長（m）÷身長（m）

■標準ＢＭＩの目安（18歳以上）

18〜49歳：18・5〜24・9
50〜64歳：20・0〜24・9
65歳以上：21・5〜24・9

月経や性についての悩み　チェックリスト

〈月経量が多い、つらい〉

□毎月、月経が来るのがとても憂うつ
□月経前になるとだるさや眠気で勉強や仕事に支障がある
□月経前にイライラして、周りの人との関係が悪くなったことがある
□月経痛が強く、毎回鎮痛薬を飲んでいる
□経血が多く、昼間でも夜用ナプキンをしないと不安な日が１回の月経で３日以上ある
□月経のつらさで仕事・学校を休んだり、寝込んだりする
□以前より、だんだん月経の経血量が増え、痛みが強くなっている
□貧血がある

→月経前症候群、月経困難症、子宮内膜症、子宮筋腫などの病気が隠れている可能性があります。産婦人科で相談してください。

〈月経量が少ない、周期が不安定、来ない〉

□月経は来るけれど経血量が少なく、１～２日で終わる
□周期が長く、39 日以上間隔があく
□以前は周期的に来ていた月経が、３カ月以上来ていない
□ 15 歳を過ぎても初経（初潮）が来ない
□競技等の減量やダイエットで、月経が止まったことがある
□月経不順とともに、ニキビ、肌荒れの悩みがある

→月経不順、無月経などの可能性が考えられます。産婦人科で相談してください。

〈その他（避妊や性について）〉

□月経が来ないなど、妊娠の兆候がある
□おりものの量や色、臭いなどが、普段と違う
□セックスのときに避妊具を付けないことがある（相手に任せていて分からない）
□中高生のときに、子宮頸がんワクチンを受けていない
□婦人科検診、子宮頸がん検診を受けたことがない

→性感染症や子宮頸がんのリスクについて再確認、必要に応じて受診してください。

低用量ピルの服用を助けるスマートフォンアプリ

これからの時代、女性の健康管理とその人らしいライフデザインのためにぜひ役立てていただきたいのが、「低用量ピル」です。

低用量ピルの使い方は、1日1回薬を服用するだけです。服用する期間やサイクルは、ピルの種類や治療の目的によって異なってきます。

基本的には1日1錠を21日または、28日連続して服用するタイプがあります。21錠1セットのものは、21日連続で服用し、その後1週間休薬している間に月経が来る、というサイクルをつくります。28錠のものは、22日～28日の分は女性ホルモンを含まない偽薬（プラセボ）となっていて、薬を毎日飲む習慣を変えずに休薬できるシステムになっています。休薬期間をあけると飲み忘れが心配という人は、28錠のタイプがいいでしょう。

月経困難症や月経前症候群（PMS）の治療であれば、いつから飲み始めてもかまいませんが、避妊効果を得たい場合は、月経の初日～5日目に飲み始めることが重要です。

COLUMN

うっかり1〜2錠飲み忘れたことに気づいたときは、翌日気づいたときに追加して飲んでかまいません。3日以上忘れてしまったときは、医師に再開の方法を確認するといいでしょう。

いずれにしても、低用量ピルの効果をきちんと得るには、正しく飲み続けることが大切になります。最近では、低用量ピルの服用をサポートするスマートフォンアプリも複数あり、優れたサービスが増えています。こうした女性の健康を後押しするテクノロジー〝フェムテック〟も上手に活用しながら、自分に合った低用量ピル服用のスタイルをつくってください。

Part 3

パートナーと一緒に取り組む生殖医療（不妊治療）

多くのカップルが〝妊活〟に取り組む時代

妊娠の段階で悩みを抱えるカップルが増えています。これは、女性の生き方が多様になり、結婚年齢や出産年齢が上がっていることも関連しています。希望してすぐに妊娠する人ばかりではなくなっている現状があります。

女性の体調管理アプリで妊娠しやすい時期をチェックする、サプリメントを飲んで妊娠に適したカラダづくりをするなど、妊娠のための活動、いわゆる「妊活」に励む方たちも多数います。

妊活の一環として、夫婦で不妊治療に取り組むケースも珍しくありません。芸能人やタレントでも、不妊治療の経験を公表している人たちもずいぶん増えてきました。

このように不妊治療が一般の人にも身近になり、子どもを望むカップルが治療によって待望のわが子を抱くことができるようになっているのは、すばらしいことです。

当院でも、不妊を心配された多くのご夫婦が治療によって妊娠・出産に至っています。30代前半までの女性に限れば、治療後に6割以上の方が無事に出産されています。

不妊治療というと費用が高額というイメージもありますが、保険診療でできることもたくさんあります。高度な生殖医療については、自治体や国の不妊治療費助成も拡充されています（2021年6月現在）。妊娠について何か不安があるときは、遠慮なく産婦人科で相談をしてほしいと思います。

ただ妊娠を望む場合、注意してほしいことがあります。

それは「不妊治療を行ったとしても、誰でも必ず妊娠できるわけではない」ということです。月経が順調に来ている人でも、30代後半以降になると多くの場合、妊娠する力が低下してきます。また気づかないうちに子宮や卵巣の病気が進行していて、妊娠が困難になる例もあります。そうした場合は残念ながら、治療を行っても出産に至らないケースが一定数あります。

「月経があるうちは、いつでも産める」「いざとなったら不妊治療をすればいい」と都合よく考えて、妊娠や産婦人科受診を先送りにするのはよくありません。

将来、妊娠を望む女性は、希望したときに妊娠できる状態なのかを、パートナーがいる人は、二人でぜひ早い段階でチェックしておくことをおすすめします。

ステップを踏んだ治療が大切

妊娠にはさまざまな要因が関係してきます。昔は、不妊というと女性の問題と考えられる傾向がありましたが、実際は女性に原因があるケースだけでなく、男性に原因があるケースも、男女双方に原因があるケースもあります。なかには、特に原因は分からないけれども、なかなか妊娠が叶わない例もあります。

不妊治療は原因に合わせて行っていきますから、治療の内容や進め方はカップルによってそれぞれ異なります。

時折、インターネット等で不妊治療の体験談を見聞きし、治療内容や進め方についての希望を訴える人がいますが、ほかの人の治療法がそのままその人にも効果があるとは限りません。年齢やもって生まれた体質、パートナーとの関係など、治療の条件が異なれば、最適な治療も一人ひとり異なることを知っておいてください。

また年齢が高い方や忙しい共働きのご夫婦などで、最初から「いちばん妊娠の確率が高い治療（体外受精などの高度生殖医療）をやりたい」という方々もいます。妊娠率だけでいえば高度生殖医療が優れて見えるかもしれませんが、高度な医療になるほどリスクも高く、時間的、経済的、そして身体的な負担も大きくなります。

不妊治療は、リスクやカラダへの負担が少ないタイミング療法から進めていき、効果が得られないときには人工授精へ、それでもうまくいかないときは体外受精等へ、というように段階を踏んで進めていくことが大切です。

産婦人科医はそれぞれのご夫婦の状況を踏まえ、最善の治療法を提案します。疑問があればなんでも質問してかまいません。主治医とよく話し合いながら、治療を進めてください。

さまざまな条件が重なって、成立するのが妊娠

現代は、結婚よりも妊娠が先の「授かり婚」カップルも珍しくありません。避妊をしていたつもりでも避妊に失敗し、思わぬ妊娠に驚く男女もいます。そうしたケースを見聞きし、健康な男女が避妊をせずに性交渉をもてば、高い確率で妊娠するというイメージをもっている人も多いかもしれません。しかし、皆さんが思っているほど、妊娠は簡単なものではありません。

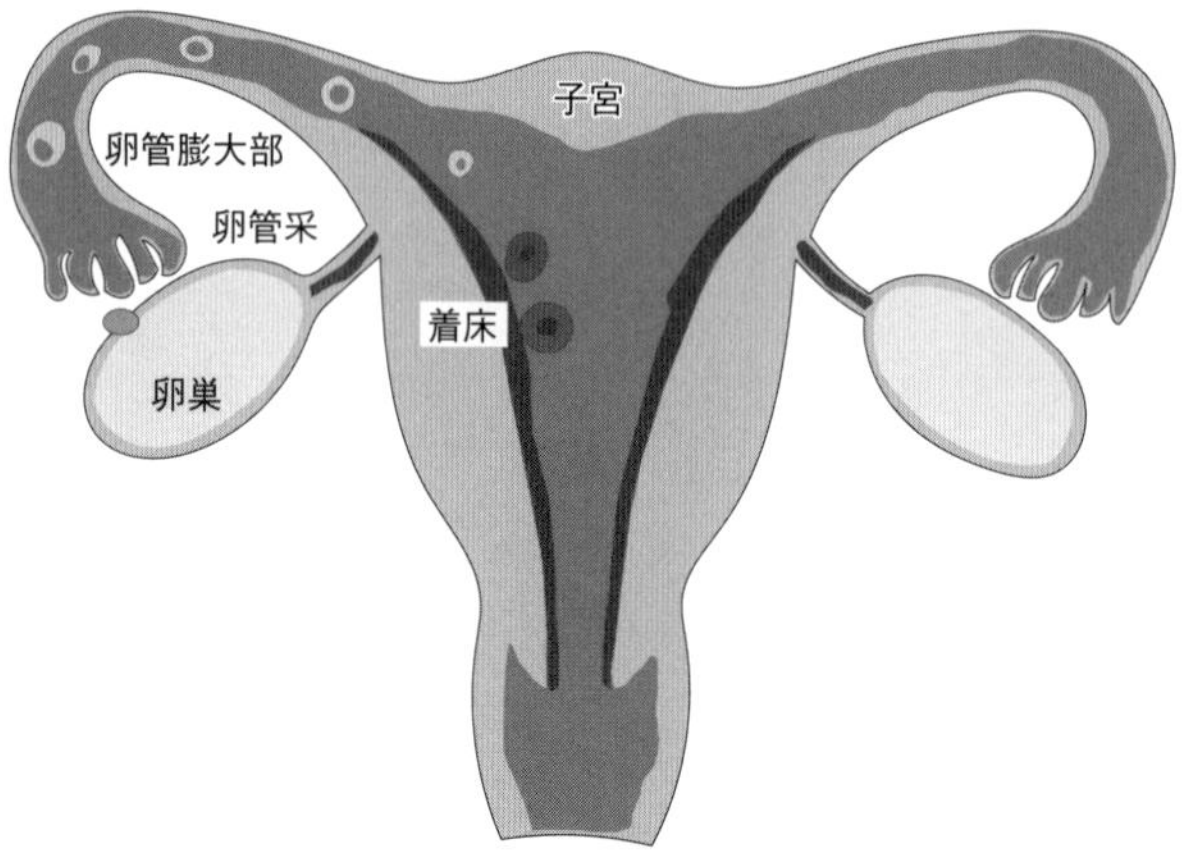

出典：一般社団法人日本生殖医学会 WEB サイトより

図表7　妊娠の模型図

女性がもつ一つの卵子と男性の一つの精子が出会って受精卵となり、その受精卵が子宮内膜に着床し、成長していくのが妊娠です。

ただこの妊娠には、さまざまなハードルがあります。

まず卵子と精子が出会うためには、卵巣から卵子が一つだけ飛び出す「排卵」が起こる必要があります。月経周期が28日の女性であれば、前の月経開始から14日頃に排卵が起こる確率が高いですが、正確な排卵のタイミングはなかなか分かりません。排卵された卵子の寿命は、わずか24時間といわれています。この限られた時間内で精子と出会うことができなければ、受精はできません。

一方、男性の精子はセックスによって女性の体内に放出されますが、卵子と出会うためには膣や子宮の中を泳いでいって卵管の先までたどり着かなければなりません。排卵が近づくと子宮は粘液を増やして精子が通りやすいように準備をしますが、それでも酸性に保たれた膣から子宮内を進むうちに多くの精子が死滅し、卵子までたどり着ける精子はごくわずかです。精子が生きていられるのは、２～３日（約72時間）です。生き残った少数の精子のうち、一つだけが卵子と出会い、卵子を包んでいる膜（透明帯）を破って中に入ると受精となります。

受精卵は細胞分裂を繰り返しながら、卵管を通り５～７日ほどかけて子宮へとたどり着きます。そして受精卵が子宮内膜にもぐり込む（着床する）と、ここでようやく妊娠の成立となります。

つまり、女性側・男性側のさまざまな条件がうまく重なり、一つの卵子と一つの精子が奇跡的に結び付いて初めて成立するのが妊娠です。ですから、排卵の前後に性交渉をもっても、平均的な妊娠率は10～30％といわれています。これは性交渉３～10回で1回妊娠する、という確率になります。こうしてみると、妊娠は決して当たり前ではないことが分かります。

避妊をせずに、1年以上妊娠しないものが「不妊」

WHO（世界保健機関）や日本産科婦人科学会では、妊娠を希望して性交渉をもっているのに1年を過ぎても妊娠しない場合を「不妊」としています。これはなんらかの治療をしないと、自然に妊娠する確率が非常に低い状態といえます。

ただし、女性の年齢によっては、1年を待つのではなく、もっと早く検査や治療をスタートしたほうがいい場合もあります。

そのいちばんの理由は、「妊娠しやすさ」と女性の年齢には、大きな関わりがあるからです。

実際に、不妊を心配されるカップルは急増しています。

国立社会保障・人口問題研究所の調査によると、女性の年齢が20代・30代・40代のご夫婦で「不妊を心配したことがある」「検査や治療を受けたことがある」と回答した夫婦は合計35％、全体の3分の1に上っています。調査時に子どもがいない夫婦に限ると、同回答が55・2％と、半数以上を占めています。30代のご夫婦を中心に、妊娠・不妊の悩みは、とても身近な問題になっていることが分かります。

また日本産科婦人科学会によると、２０１８年に体外受精（顕微授精含む）で産まれた子どもは、過去最多の５万６９７９人でした。この年の出生数から計算すると、２０１８年中に生まれた子どもの16人に１人が、体外受精によって誕生した命ということになります。

不妊の原因は、男女ともにさまざま

妊娠しやすさと女性の年齢には大きな関係がありますが、実際の不妊の原因には、さまざまな要因が関わっています。

女性だけでなく、実は男性にも加齢の影響はあり、年齢が高くなるほど精子の運動率や形態の異常などが増えるとの報告もあります。

ＷＨＯ（世界保健機関）の統計によると、不妊の原因は女性だけに由来するものが41％、男性側だけが24％、男女ともにあるものが24％、不明が11％となっています。

不妊の主な原因としては、女性側と男性側でそれぞれ次のようなものがあります。

〈女性側の要因〉

・卵子の問題

加齢によって、卵子の数と質が低下していきます。これにより、一般的な傾向として女性が30代の後半頃になると「妊娠する力」の低下が顕著になってきます。40代に入ると、体外受精などの高度生殖医療を行っても、妊娠できる人はかなり限られてきてしまいます。

・排卵の問題

排卵がうまくいっていないと妊娠ができません。月経不順や無月経がある人は排卵に問題がある可能性があるので注意してください。排卵障害の原因はさまざまなものがありますが、極度の肥満や体重減少のほか、ホルモン異常によって起こる多のう胞性卵巣症候群や高プロラクチン血症、30代未満で卵巣機能が著しく低下する「早発卵巣不全」などが原因のこともあります。

・卵管の問題

卵管は卵子や精子、受精卵の通り道です。卵管が詰まる、狭くなる、動きが悪いといった問題があると、卵子や精子、受精卵が卵管を通過できなくなり、妊娠の妨げとなります。子宮内膜症や性器クラミジアなどの性感染症、骨盤内の手術などによって、卵管に問題が生じることもよくあります。

・子宮の問題

受精卵がたどり着いて着床するのが子宮です。子宮内膜に子宮筋腫、子宮内膜ポリープ、子宮内膜症などの異常があると、着床がうまくいかずに妊娠しにくくなることがあります。また先天的な子宮の奇形により、不妊や流産を繰り返すこともあります。

・その他

排卵期の子宮頸管の粘液が少ないと、精子が子宮内に進入できず、不妊につながることがあります。そのほか免疫異常（精子を攻撃してしまう抗精子抗体をもつ）などが関わることもあります。

〈男性側の要因〉

・精子の問題

精子の数が少ない、運動率が悪い、形の異常が多いといった場合、子宮内を泳いでいって受精する確率が低くなります。血管の塊である静脈瘤によって精巣の温度が高くなり、精子を作る機能が低下する精索静脈瘤が原因となることも多くあります。また、ホルモン異常やおたふく風邪による耳下腺炎性精巣炎などにより、精子の数や運動率が極端に悪い状態になることもあります。

・精管の問題

射精した精液に精子がまったくないものを無精子症といいます。染色体異常などの病気が原因のこともありますが、精巣から精子が通る精管のどこかが詰まったことによる閉塞性無精子症もあります。

・性機能の問題

勃起障害（ＥＤ）、膣内射精障害などがあると、自然に妊娠するのは困難になります。強い疲労や精神的なストレス、不妊治療のプレッシャーによるもののほか、肥満や糖尿病なども原因となることがあります。

このほか、男女双方の問題として、セックスレスが原因となることも最近は増えています。

また肥満や喫煙といった生活習慣が、妊娠に与える影響も少なくないことが分かっています。特に喫煙は、卵子や精子のＤＮＡ損傷などを引き起こし、男女ともに不妊となる原因の一つとされています。なお、男性にも女性にも不妊につながる病気や異常がないにもかかわらず、妊娠しない状態が続くケースも珍しくありません。

年齢と妊娠との関係、「卵子の老化」とは

女性の年齢と妊娠との関係で、近年注目されているのが「卵子の老化」です。卵子の老化によって、具体的に何が起こるかというと、大きく２つあります。

１つは、卵子の「数」が少なくなることです。

女性は誕生するときにすでに、卵巣に約２００万個の卵子の元（原始卵胞）をもっています。この原始卵胞は胎児期に作られるもので、生まれたあとに増えることはあ

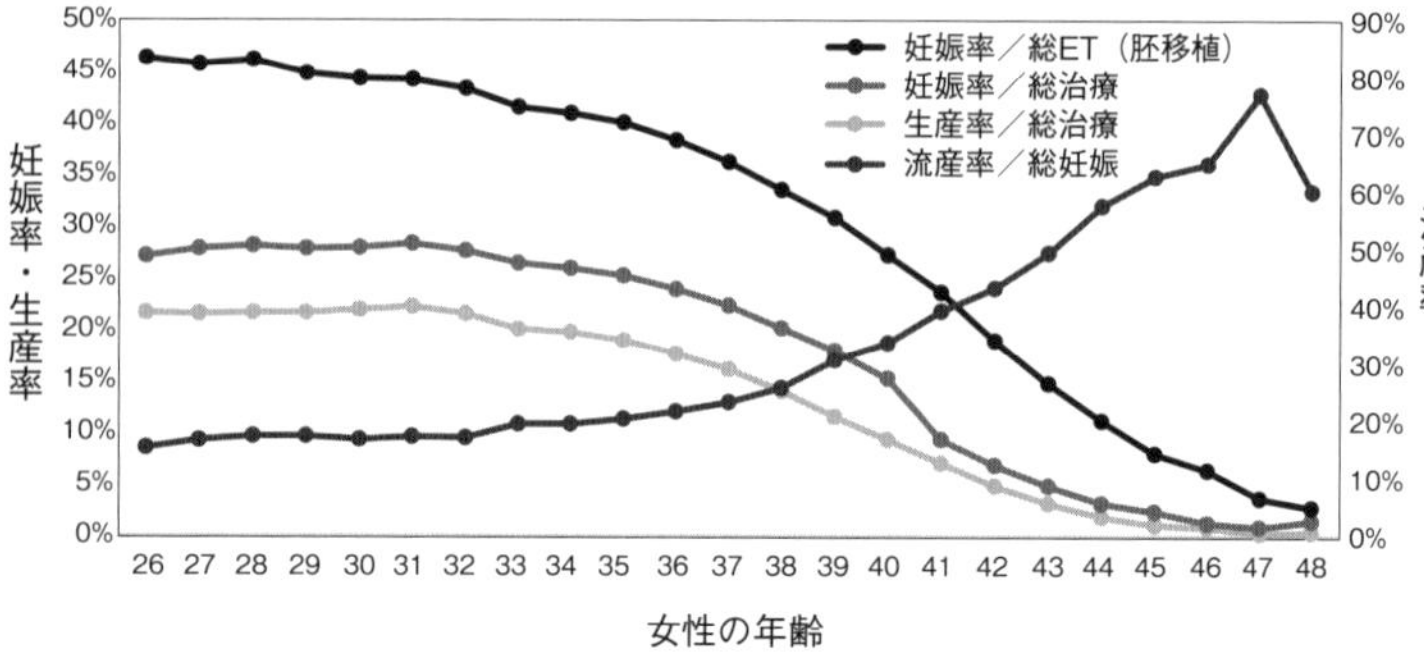

ET：胚移植
出典：日本産科婦人科学会「ARTデータブック2017」より

図表8　年齢別生殖補助医療の治療成績

りません。原始卵胞はその後も自然に数が少なくなり、思春期の頃には20〜30万個にまで減少します。さらに月経が始まってからは毎月の月経で卵子を排出し続けますし、同時に加齢によって卵巣内で消滅していく卵子もあります。その結果、30代になる頃には、卵子の数はかなり残り少なくなります。そうなると月経があっても排卵がないケースが増え、妊娠の確率もそれだけ少なくなってしまいます。

　次に、卵子老化で起こることの2つ目が卵子の「質の低下」です。

　年齢が高くなるほど、卵巣内で卵子が眠っている時間が長くなり、生殖細胞としての機能は落ちてしまいます。それによって、卵子自体の受精する力が低下してしまうのです。

詳しいメカニズムはまだ分かっていませんが、受精卵となっても染色体異常などが起きやすく、流産の確率も上昇する傾向があります。

残念ながら、卵子の老化は生物として避けられない事実です。現代は平均寿命が長くなり、30代、40代の女性も以前の同年齢より、ずっと若々しくなっています。けれども、生物としての「産みどき」は、それほど大きく変わることはありません。そのために女性の社会進出が進んだ今の時代は、「産みたいと思ったときに、産めない」というギャップが生じやすくなっているのです。

ですから、女性の年齢が高い場合は、妊娠しない期間が1年に満たなくても、早めに検査を始めることをおすすめします。自費診療になりますが、卵巣に残っている卵胞の数・卵巣年齢（卵巣予備能ＡＭＨ）を調べる検査もあります。

不妊治療を考えるときの受診先・相談先

不妊治療を始めたいという人は、地域の産婦人科に相談をしてください。不妊かどうか分からない、とりあえず検査だけ受けてみたいという場合も、もちろん対応してもらえます。当院のようにお産を扱っている産婦人科であれば、治療後に妊娠したときもそのまま続けて通院できます。

妊娠・不妊の問題は、女性にとっても男性にとっても非常にデリケートなものです。検査等が恥ずかしい、怖いというのもあるでしょうし、もし妊娠できない病気や異常が見つかったら嫌だ、身体的・精神的に負担が大きいのでは……など、さまざまな思いがあるはずです。

けれども、受診を迷っていて何カ月も何年も時間が経ってしまうと、それだけ年齢が上がり、不利な条件が増えてしまいます。「子どもをもたなくていい」という明確な意思があるカップルはそれでいいと思いますが、迷う気持ちがあるのであれば、一度、産婦人科を受診されることをおすすめします。

実際に検査等の結果、妊娠しにくい異常等が分かった方々や、治療をしてもなかなか成果につながらないようなとき、皆さんショックを受け、精神的にひどく落ち込んでしまう方も少なくありません。

私自身は、「妊娠する力」というのも、その夫婦の個性の一つと考えています。人にはそれぞれ個性があります。世の中には足が速い人もいれば、歌がうまい人もいます。それと同じで、たまたま妊娠する力が平均より高い人もいれば、そうでない人もいるわけです。妊娠が困難でも決して恥ずかしいとか、劣等感のような気持ちをもつ必要はありません。

また不妊治療に関しては、費用の問題や仕事との両立等を心配される人も多いことと思います。

まず費用についてですが、基本的な不妊検査や、不妊の原因となっている病気等の治療、タイミング療法や卵巣刺激（排卵誘発）法といった一般不妊治療は保険適用となっています。検査の一部に自費のものが含まれることもありますが、保険診療でもかなりのことができると思ってかまいません。

「人工授精」や「体外受精・顕微授精」は生殖補助医療・特定不妊治療となり、自費負担になります。費用は医療機関によって異なりますが、特に体外受精は高額になります。体外受精等による治療を行うときは、国や自治体が行っている特定不妊治療費助成をよく確認して、条件に合うときは申請をすると負担軽減になります。

最近では、全国の保健所や医師会、大学病院などに「不妊専門相談センター」も設置されています。地域の医療機関を知りたい、不妊治療全般の情報を知りたい、費用や治療と仕事の両立といった問題を相談したい場合は、こうした相談先を活用するのもよいかと思います。

不妊治療の流れ

実際の不妊治療では、夫婦の年齢や不妊期間、各種検査の結果などから、治療方針を決めていきます。当院では左のような流れを基本としています。

不妊治療の検査・治療は、女性の月経のサイクルに合わせて行っていきます。女性は月経1周期あたり、少なくとも3回の受診が必要になります。

①月経中の受診（卵巣の状態をチェックし、その周期の治療方針を立てます）
②排卵前の受診（排卵日を、正確に予測するための受診です）
③排卵後の受診（排卵が予定どおりにあったか、受精卵が着床しやすい状態かを確認します）

年齢や個人の状況、治療内容によっては、このほかにも受診が必要になることもあります。男性の場合は、受診は月1回以下で済むケースが多くなっています。

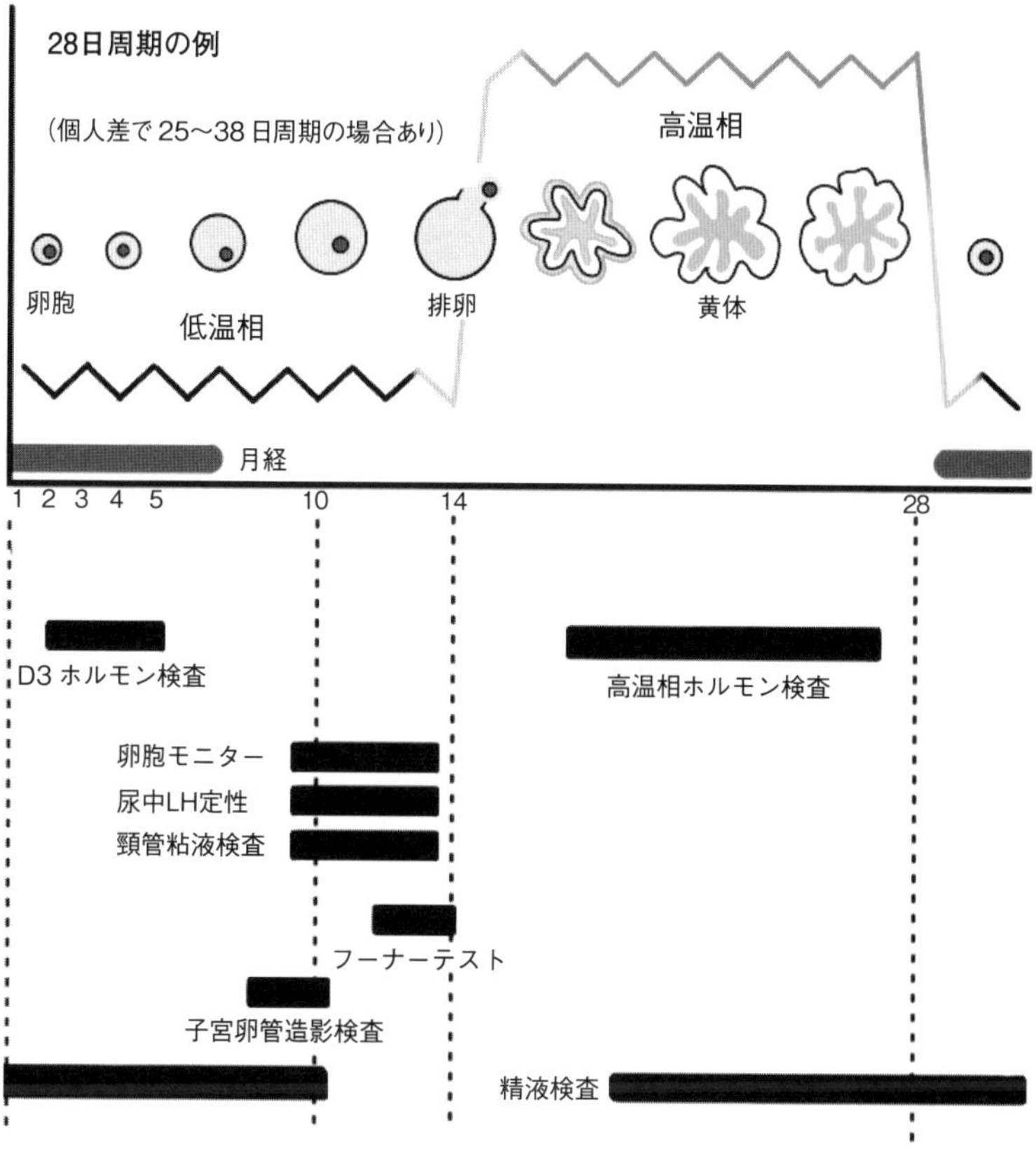

図表9　月経周期と検査の時期

それぞれの時期に必要な検査等を行いながら、治療も並行して行っていきます。月経が順調であれば、最も身体的な負担が少ない「タイミング法」からスタートします。一つの治療法を一定期間行っても成果が見られないときは、「卵巣刺激法」、そして「人工授精」「高度生殖医療」と、リスクの少ないほうからステップを踏んで進めていきます。

不妊治療の基本検査

月経周期に合わせて行う基本検査には、血液検査や尿検査、超音波検査など、さまざまなものがあります。各検査の目的や実施回数は、次のようになります。

・Ｄ３ホルモン検査

月経２～５日に採血し、卵巣の基礎的なホルモン値を調べる検査です。月経中のＰＲＬ（プロラクチン）、ＬＨ（黄体化ホルモン）、ＦＳＨ（卵胞刺激ホルモン）、Ｅ２（エストラジオール）、Ｔ（テストステロン）の５つのホルモンの数値を測ることで、卵胞を作る能力がどれだけ残っているのか、現在の卵巣がどのような状態なのかが分かります。医師の判断で、何度か検査を行うことがあります。

・子宮卵管造影検査

造影剤を用いて子宮や卵管を撮影し、子宮の奇形や卵管の通りを確認する検査です。子宮に奇形があると受精卵がうまく着床できません。卵管の入り口が癒着して詰まると、卵管内への卵子の取り込みがうまく行えません。卵管が閉塞していると卵子と精子と出会うことができず受精が成立しません。こうした異常の有無を調べるため、早めにこの検査を行う必要があります。たいていの場合、検査は1回2日間で済みます。

・卵胞モニター、尿中ＬＨ定性、頸管粘液検査

排卵日（妊娠しやすい時期）を予測するために行う検査です。卵胞モニターは、超音波検査で卵胞のサイズと子宮内膜の厚さを計測します。尿中ＬＨ定性は、尿検査により、排卵の直前に体内で上昇するＬＨと呼ばれるホルモンを検出します。頸管粘液検査は、子宮の入り口の粘液を採取し、精子の通過しやすい状態か確認します。この3つから排卵日を特定するため、これらは毎周期、必ず行います。

・フーナーテスト（ヒューナーテスト・性交後試験）

性交渉5～10時間後に子宮入り口の粘液を採取し、その中を泳いでいる精子を数えます。男性側に射精した感覚がある、精液検査では問題がない、という場合でもフーナーテストだと不適格となることもあります。正常であれば1回で終わりますが、フーナーテストで良い結果が出ない場合、精子の動きを止めてしまう抗精子抗体が頸管内や子宮に分泌されていないか検査（採血）を行います。

・高温相ホルモン検査

血液検査で、受精卵が着床しやすい子宮内膜を形成するために必要なＥ２（エストラジオール）とＰ（プロゲステロン）の血中濃度を測定します。これらのホルモンが不足すると、仮に受精卵ができても着床が邪魔されたり、子宮内膜が崩れ落ちて月経が早く発来したりします。医師の判断で何度か行うことがあります。

・精液検査

一定の条件で精液を採取してもらい、精液に含まれる精子の数や動きなどを調べる検査です。精子が十分な受精能力をもっているかが分かります。男性側の唯一の検査であり、治療方針に大きな影響を与える検査ですから、早期に検査をすることが大切です。同じ方でも良いときと悪いときのばらつきがあるため、少なくとも2回以上行います。

・抗ミュラー管ホルモン（ＡＭＨ）検査

卵巣の予備能（卵巣にどれくらい卵子が残っているか、どれくらいの年数にわたり排卵できるのか、卵巣刺激に対してどの程度卵胞を作れるのか）を調べる血液検査です。

ＡＭＨは卵巣内のストックされている卵胞（卵子が入っている袋）から分泌されるホルモンのため、これを検査することで卵巣予備能や治療のタイムリミットを推測できます。35歳以上の人、治療歴が長い人、高度生殖医療を検討している人はこの値を踏まえて治療計画を検討します。検査費用は自費になります。

一般不妊治療①　タイミング療法

検査とともに進めていく治療の最初のステップが、「タイミング療法」です。排卵の２日前〜排卵日にかけて性交渉をもつと妊娠しやすいことから、排卵日を正確に診断したうえで性交渉をもってもらう方法です。

女性に排卵時期に受診してもらい、超音波検査で卵胞の大きさを測定します。卵胞が20ｍｍくらいの大きさになると、排卵が近いことが分かります。そのほかに尿中ＬＨ定性、頸管粘液検査も行って排卵日を正確に予測し、その前後に毎日〜１日おきくらいに性交渉をもってもらうように指導します。

予測した排卵日の１日だけ性交渉をもつよりも、前後に何日間か交渉をもってもらったほうが妊娠の確率は上がります。タイミング療法を３〜６周期行っても妊娠しないときは、次の治療法を検討します。

一般不妊治療② 卵巣刺激（排卵誘発）法

月経不順があり、排卵がうまくいっていない場合、またタイミング療法で妊娠しないときは薬を使って卵巣を刺激し、卵胞の発育や排卵を促します。

薬によって卵巣刺激を行うと排卵日をかなり正確に予測できるようになるため、排卵日にタイミング療法で性交渉をもったり、人工授精を行ったりすることで妊娠率を上げることができます。

使用する薬は、飲み薬と注射薬があります。飲み薬では、シクロフェニル、クロミフェンといった薬を月経の終わり頃から5日間、内服してもらいます。これによって卵胞の成長が早まります。卵胞が成熟したら、排卵を促すホルモン薬（ＨＣＧ）を注射し、排卵を起こします。排卵される卵子の数が1つではなく2つ以上に増えたときには多胎妊娠が起こることがありますが、その割合は4～6％ほどです。

内服薬で効果が得られないときは、注射薬を投与します。ＨＭＧ‐ＨＣＧ療法は月経の終わり頃から卵胞を発育させるホルモン（ＨＭＧ）を5～10日注射し、卵胞が十分に成熟したところで、ＨＣＧを注射します。注射は通院して受けることもできますが、当院では自己注射の指導もしています。

注射による卵巣刺激は内服薬よりも排卵を促す作用は強いですが、多胎妊娠（多胎率10％）や卵巣過剰刺激症候群（ＯＨＳＳ）などを起こすことがあるので、注意しながら治療を進めます。

卵巣刺激法を3～6周期行っても妊娠しないときは、次のステップへと移行します。

生殖補助医療① 人工授精（ＡＩＨ）

精子の状態が悪いときや、タイミング療法・卵巣刺激法を続けても妊娠しないときは、人工授精（ＡＩＨ）が選択肢になります。

人工授精は、採取した精子をカテーテルで子宮内に注入する方法です。自然妊娠の場合と比べ、精子が卵子と出会うまでの距離を短縮することで受精が起こる確率を上げるものです。

人工授精を行うときは、まず超音波検査などで排卵のタイミングを調べ、排卵を促すＨＣＧ注射を行います。排卵された卵子が受精できるタイミングで精子を入れます。使用する精子は、採取して２時間以内のものを提出してもらいます。それを洗浄・濃縮し、状態の良い元気な精子を選別したうえで子宮内に注入します。この処置は１分ほどで終わり、特に痛みなどもありません。

人工授精だけでの平均的な妊娠率は４～６％とされていますが、卵巣刺激の内服薬や注射薬を併用することで、妊娠率は10～20％に上昇します。人工授精は自費での治療になりますが、１回あたり治療費は１万～２万円（地域や医療機関により異なる）

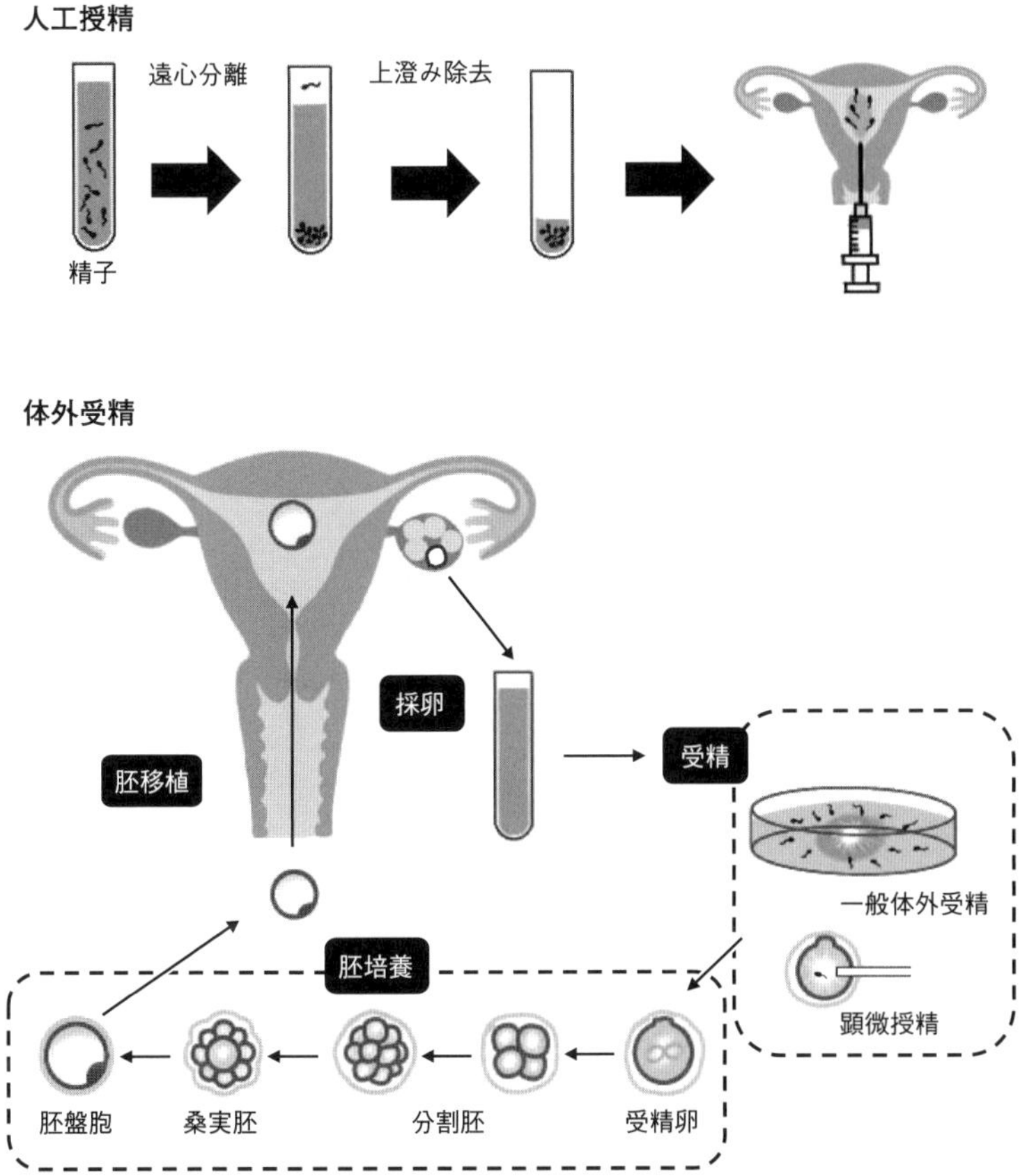

出典：三重大学医学部産科婦人科学教室 WEB サイトイラストをもとに作成

図表10　人工授精・体外受精の模式図

でカラダへの負担も少ない方法です。5～6周期行うのが一般的です。

生殖補助医療②　体外受精・顕微授精

人工授精を繰り返しても成果が得られないとき、重い卵管障害があるとき、精子の状態が悪いとき、女性の年齢が高く、ＡＭＨ（卵巣予備能）が低いときなどは、高度生殖補助医療である体外受精や顕微授精などを検討することになります。

体外受精（体外受精・胚移植）は、採取した卵子と精子を体外で受精させ、受精卵を子宮に戻すという方法です。使用する卵子は、卵巣刺激をして卵胞が成熟した時点で、超音波で確認しながら専用の針を使って採卵します。精子は、採卵の当日に採取したものを使用します。採取できた卵子に精子を振りかけ、出来上がった受精卵を2～5日培養したのち、カテーテルを使って子宮内に移植します。

一方、顕微授精は、採取した卵子に顕微鏡を使って細い針を刺し、精子を注入し、受精卵を作ります。体外受精ではうまくいかないときに行われることがあります。

体外受精・顕微授精は、自費での治療で費用が高額になります。また卵巣刺激や採卵によって女性のカラダへの負担も大きいのです。こうした点を踏まえて夫婦で、また産婦人科医とよく話し合って、治療方針を決めることが大切です。

女性不妊・男性不妊の治療

検査や治療の過程で、不妊につながる病気や異常が分かったときは、それらを治療することで妊娠の確率が上がることもあります。

女性側の不妊では、排卵に問題があるときは、卵巣刺激（排卵誘発）薬やホルモン薬などを使って治療します。

卵子や精子、受精卵の通り道である卵管に詰まりがあるときは、卵管を開通させるカテーテル手術を行う場合があります。また卵管が周囲に癒着しているときは、癒着を剥離する腹腔鏡下手術が行われることもあります。

子宮に子宮筋腫や子宮内膜ポリープ、子宮内膜症の癒着などがあるときは、子宮鏡下手術によって妊娠の妨げとなる病変を取り除きます。

男性側の治療では、不妊の原因となる精索静脈瘤を手術で取り除くことで、妊娠率が上昇することがあります。

無精子症で、精子の通り道の精管に障害があるときは、手術によって通路を作る精路再建術を行うこともあります。精管に問題のない無精子症では、陰嚢を小さく切開する手術（ＴＥＳＥ）で、精子を採取するケースもあります。採取した精子を用いて、顕微授精などの治療を行います。

このほか、勃起障害があるときはＥＤ治療薬を処方しますし、ミネラルの一種の亜鉛は精子の材料になるため、亜鉛のサプリメントなどを処方することもあります。

妊活を考えるときには「ブライダルチェック」を

そろそろ妊活を考えたいというときは、事前に「ブライダルチェック」を受けておくのがおすすめです。ブライダルチェックとは、妊娠に大きな影響を及ぼす問題がないかどうかを調べる検査です。女性だけでなく、男性の検査もあります。

以前は、名前にブライダルとあるように結婚前の女性の健康診査というイメージが強かったかもしれませんが、最近は妊活カップルを意識して、「プレママ健診」「プレママチェック」などと呼ばれることもあります。

ブライダルチェックでは、問診や血液検査、超音波検査などで主に生殖器の病気・

異常の有無、性機能について調べます。そのほか、妊娠中にかかると胎児に悪影響のある感染症（風疹や性感染症など）の有無も調べられますから、妊活前に受けておけば安心して妊活をスタートすることができます。

主な検査項目は次のようなものです。医療機関によって対象（女性のみ、男性のみ、男女双方）や検査項目、費用（自費診療）は異なります。地域の産婦人科や不妊治療・生殖医療クリニック、泌尿器科などで確認をしてください。

・女性の主な検査内容

問診、血液検査（女性ホルモン分泌検査、風疹抗体検査、貧血検査）、超音波検査・内診（子宮・卵巣の異常、子宮頸がん検診）、性感染症検査、子宮内膜症検査など。オプションで甲状腺機能や乳がん検診などのメニューがあることもあります。

・男性の主な検査内容

問診、精液検査、血液検査（風疹抗体検査）、性感染症検査、超音波検査（精索静脈瘤、前立腺疾患の有無）など。

リラックスして、夫婦のコミュニケーションを大切に

妊娠を望むときの生活指導としては、禁煙を除けば、あとは特別に「こうしなければいけない」というものはありません。栄養バランスの良い食事をする、運動習慣をつける、規則正しい生活を送り十分な睡眠を取るなど、ごく基本的なことばかりです。

妊娠のために決まり事を作ってあまり神経質になり過ぎると、逆にストレスになります。共働き夫婦の多い現代は、仕事と家庭の両立でオーバーワークになり過ぎないように注意するくらいでも十分です。夫婦二人がお互いを思いやり、リラックスして性生活を楽しんでいくことが、妊娠につながる近道です。

＜妊娠を望むときの生活のポイント＞

・バランスの取れた食生活を

揚げ物などに偏った高脂肪・高カロリーの食事は控え、バランスの良い食事を心掛けてください。特に細胞の原料となるたんぱく質（肉・魚・卵・乳製品・大豆製品など）はしっかり摂ります。妊娠に有用な「葉酸」を多く含む緑の葉野菜や海藻類もお

すすめです。お酒は少量であればかまいませんが、飲み過ぎは避けるべきです。

なお、過度の肥満ややせは、妊娠率を低下させます。適正体重（ＢＭＩ18・５〜25未満）を保つことを意識してください。

・規則正しく生活し、睡眠は十分に

睡眠時間が少なくなると疲労が取れにくく、ホルモンバランスも乱れやすくなります。また深夜までテレビやスマホを見続けていると、脳が覚醒して睡眠の質が低下します。必要ならばスマホの使い方を見直し、十分な睡眠時間を確保します。休日は昼まで寝坊をするより、平日とあまり変わらない時間に起床したほうがよいのです。睡眠不足は昼寝や早い就寝で補ったほうが生活リズムを保ちやすくなります。

就寝の１〜２時間前に湯船につかる入浴をすると、カラダが温まり、全身の血流も良くなります。

・男女ともにお互いを思いやって

性交渉の回数は多いほど、妊娠の確率は上がります。妊活中も性交渉は排卵日の一日だけというのではなく、できるだけ頻繁に触れ合うようにしてください。

また性の問題はとてもデリケートです。夫婦ともに妊娠を希望していても、女性に「この日とこの日」と日時を指定されて厳しく管理されると、かえってできないという男性は少なくありません。男性も女性もお互いを思いやる気持ちを忘れずに、二人の時間を楽しんでください。

妊娠・不妊についての悩み　チェックリスト

〈妊娠に関わる要因〉

□月経不順がある
□強い月経痛や過多月経がある
□無月経が続いている（無月経が長く続いたことがある）
□子宮筋腫や子宮内膜症がある
□性感染症に感染したことがある
□肥満（BMI 25 以上）または、やせすぎ（BMI 18・5 未満）
□たばこを吸う（過去に吸っていた）
□糖尿病などの生活習慣病がある
□不規則な生活や強いストレスが続いている
□年齢が 35 歳以上

→病気や生活習慣等により、妊娠しにくい場合があります。

〈妊娠しない、不妊の悩み〉

□避妊をせずに 1 年以上性交渉をもっているのに、妊娠しない
□排卵日（妊娠しやすいタイミング）の前後に性交渉をしても、妊娠しない
□流産を連続 2 回以上、繰り返している
□第 1 子を出産後、2 人目ができない

→妊娠・出産を希望する場合は、産婦人科を受診してください。

〈不妊治療についての悩み〉

□不妊治療をいつ始めればいいのか、迷っている
□どこで不妊治療を受ければいいのか、分からない
□不妊治療の検査や治療内容、費用について知りたい
□パートナーの協力が得られない
□現在治療中だが、続けるかどうか迷っている

→不妊治療について知るとともに、地域の産婦人科で相談を。

安心して子どもを産み育てられる環境を

日本では、この数十年で少子化が深刻になっています。

一人の女性が生涯に出産する子どもの数（合計特殊出生率）は、戦後の第1次ベビーブームといわれた1949年頃は、4・32というたいへん高い数値でした。

それが1980年代には、半分以下の2を切るようになり、1989（平成元）年に1・57となり、戦後最小を記録しました。その後もさらに出生率は下がり続け、2005年には、1・26まで落ち込みました。以後はわずかに上昇した年もありますが、依然として現在まで1・3～4前後の低い水準にとどまっています。

さらに日本のなかでも、地域によって出生率には差があります。

厚生労働省が発表した2020年の人口動態統計のデータによると、全国で最も出生率が高いのは沖縄県の1・86です。反対に最も低いのが東京都で1・13です。

国の出生率は2・1を切ると、生まれる人の数よりも亡くなる人が多くなり、人口が減少するといわれ、人口問題としても注目されます。

しかし産婦人科医としては、少子化によって分娩設備をもつ産婦人科が少なくな

COLUMN

り、「安心して産める環境がないために産めない」という悪循環が生じていることが何より気掛かりでした。事実、私が開院する前は、秋田県内で分娩設備をもつ産婦人科クリニックは、総合病院を除けばわずか6施設しかなく、まさに「産みたくても産めない」環境となっていました。

そこで、自分の故郷・秋田県のこの状況をなんとかしなければという強い危機感から、2010年に分娩設備をもち、産科、婦人科、産婦人科（生殖医療・不妊治療）の3領域をすべてカバーする現在のクリニックを開院しました。

若い人たちが安心して子どもを産み育てられる環境を整えれば、子どもが増えるだけでなく、地域全体にも活気が出て元気になります。

これからの時代を担う若い夫婦と子どもたち、そして親御さんやその上の年代まで、すべての世代の方々がこの地域で心豊かに暮らしていけるよう、スタッフ一同、今日も診療に励んでいます。

Part 4

健やかな「妊娠・出産」の準備

楽しみな反面、不安も大きい妊娠・出産期

新しい命を授かる「妊娠」は、とても喜ばしいことです。これからわが子とともに歩む家族の未来を想像し、幸せを実感されている夫婦も多いはずです。

一方で、私が日々の診療で実感しているのは、特に初めての妊娠では、妊婦の不安がとても大きいということです。

妊娠中の女性はホルモン分泌が変わり、カラダもどんどん変化していきます。現代は妊婦でも仕事をもっている女性が多いですから、今までと同様に勤務をしながら自分の体調変化とどう付き合っていけばいいのか、と戸惑う人もいるようです。

また妊娠中の女性は赤ちゃんの命を預かるという、重い責任を担っています。赤ちゃんの健康を思う気持ちから、自分の口にしたものが赤ちゃんに影響することはないのか、妊娠が分かる前にX線検査や歯科治療を受けたけれど大丈夫か、趣味のスポーツは続けてもいいか……など、これまでの生活習慣や自分の行動の一つひとつが心配になってしまう人も少なくないようです。

さらに、それまで経過が順調な人でも、状況が急変する可能性はゼロではないのが妊娠・出産の現実です。妊婦本人も気づいていないまま、流産・早産が進みかけていて、赤ちゃんが危機に晒されることもあります。

そのため当院では、「心配なことがあれば、24時間いつでも電話をしてください」とお伝えしています。特にお腹がよく張る、少しだけれど出血があったといったとき、様子を見ていて万が一のことがあれば、ご夫婦はもちろん、産婦人科医の私も後悔してもし切れません。夜間でも休日でもいつでも診察可能な態勢を取ることで、皆さんが安心して出産の日を迎えられるよう支援しています。

妊娠中の体調変化を早めにキャッチするためにも、大切になるのが定期的な妊婦健診です。妊婦健診では、毎回お腹の赤ちゃんの成長を確認するとともに、母子にとって危険なトラブルの兆候がないかを確認します。

30代以降の出産が増えている現代、特に注意していただきたいのが、妊娠糖尿病や妊娠高血圧症候群などの合併症です。こうした合併症が生じると、妊娠中や分娩時に危険な事故が起こる確率が上昇します。

妊娠中とはいえ、急激に体重が増え過ぎると合併症のリスクも上がってしまいます。

妊婦健診では、栄養士による食事指導なども受けられますから、たとえ体調が良くても、忘れずに健診を受けるようにしてください。

お産の痛みを和らげる「無痛分娩法」が増加

出産する施設をどう選ぶか、分娩方法は何がいいのか、といったことも気になるテーマだと思います。

最近では、スマートフォンで検索すれば瞬時に膨大な情報が出てきます。ネット上の情報には正しいものもあれば、そうでないものもあり、調べれば調べるほど迷ってしまう、という人も多いかもしれません。

分娩する施設の選び方では、妊婦健診を受けている施設で分娩できれば安心だとは思いますが、里帰りやその他の理由で転院をすることも可能です。里帰り出産の希望などがあるときは、早めに産婦人科医に伝えておくことをおすすめします。

希望する分娩方法を選べるかどうかも、重要なポイントです。分娩方法では、陣痛が来るのを待って産む、従来のお産のスタイルである「自然（経腟）分娩」を希望される人が全体としては多いですが、最近は硬膜外麻酔を用いた「無痛分娩」を希望する方も増えています。

無痛分娩は、麻酔を使ってお産の痛みを和らげる方法です。痛みがない（少ない）ことで、分娩中から最後まで穏やかな状態でわが子と対面ができますし、産後の体力の回復も早いと、経験された方々は大きなメリットを感じています。

また分娩施設を選ぶときは、可能であれば、帝王切開率を調べてみるのもいいと思います。近年、30代後半以降の高齢出産が増えていることもあり、分娩中に緊急帝王切開になるケースが以前よりかなり増えています。

医療機関としては、お産での事故や訴訟を避けるために帝王切開のほうが安心という面もあるのですが、妊婦さんは「できるなら、自然に（経腟で）産みたい」という人が大半だと思います。当院では、母子の最大限の安全対策を取りつつ、経腟分娩にこだわりをもってお産に臨んでいます。

現代は、一人の女性が生涯に経験する出産回数はごく限られています。産婦人科医や家族とよく話し合い、自分の納得のいくお産のスタイルを決めてください。

またお産は妊娠のゴールであると同時に、育児のスタートでもあります。産後の女性と赤ちゃんのサポートも産婦人科の大切な役割の一つだと考えています。

妊娠かな？と思ったら、産婦人科の受診を

排卵日前後に性交渉をもっていて、いつも来るはずの時期に月経が始まらないというときは、妊娠の可能性が高くなります。

妊娠を確認する手軽な方法として、薬店で市販されている妊娠判定キット（妊娠診断補助試薬）を使う人も多くなっています。これは、妊娠すると尿中に現れるようになるホルモンを調べる試薬です。月経予定日当日から検査ができるものと、月経予定日の１週間後から検査ができるものがあります。各製品の使用方法をよく確認して使用してください。

また妊娠判定キットで陽性（妊娠）と出た場合も、正常な妊娠かどうかは分かりません。流産や子宮以外の場所での妊娠（異所性妊娠）という例もありますので、必ず産婦人科で診察を受けることが大切です。

産婦人科では、経腟超音波検査によって妊娠しているかどうかを確認します。正常な妊娠であれば、妊娠４～５週の頃に超音波で子宮を見ると、胎嚢という赤ちゃんのお部屋の袋が確認されます。この胎嚢が確認できたときに、初めて妊娠と判断されま

す。

そして妊娠5週後半から6週になると、赤ちゃんの心臓が動いているのが観察されます。この心拍が確認できて、妊娠8週頃に分娩予定日を決定します。

分娩予定日は、最終月経の開始日を0週0日として計算します。排卵日や性交日、体外受精の場合には移植日などの情報も踏まえて判断されます。

産婦人科を受診して妊娠が確定したら、住んでいる（住民票のある）市区町村で妊娠届出書を提出し、「母子健康手帳」の交付を受けます。母子健康手帳は、妊婦健診から、分娩時の産婦と新生児の状況、乳幼児健診や予防接種の状況などをまとめて記録・管理することができる大切な手帳です。

当院では、妊娠8～11週の1回目の妊婦健診までに、母子健康手帳をもらうように皆さんにお願いしています。

妊婦健診と、妊娠中の検査

妊娠中には、定期的に妊婦健診（妊婦健康診査）を受けることが大切です。

妊婦健診は、定期的にお母さんの健康状態と赤ちゃんの発育状態をチェックするものです。安全に妊娠を継続し、健康な赤ちゃんを産むために欠かせないものですから、産婦人科医の指示に従って受診してください。

基本的には、妊娠初期～23週までは４週に１回、24～35週は２週間に１回、36週以上は週１回と、出産が近づくにつれ、健診頻度が増えるようになっています。


毎回の妊婦健診で行う基本的な項目は、次のようなものです。

・妊婦さんの健康状態の診察
・赤ちゃんの心拍の確認
・計測（体重、血圧、子宮底、腹囲）
・尿検査（尿たんぱく、尿糖の異常の有無）
・超音波検査（経腟超音波検査、または経腹超音波検査）

妊婦健診での超音波検査は、当院では３Ｄ／４Ｄ超音波検査機を使用しています。

３Ｄでは赤ちゃんの様子を立体で観察でき、頭やカラダの大きさ、推定体重などもかなり正確に計測できます。４Ｄは、リアルタイムで赤ちゃんを動画で見ることがで

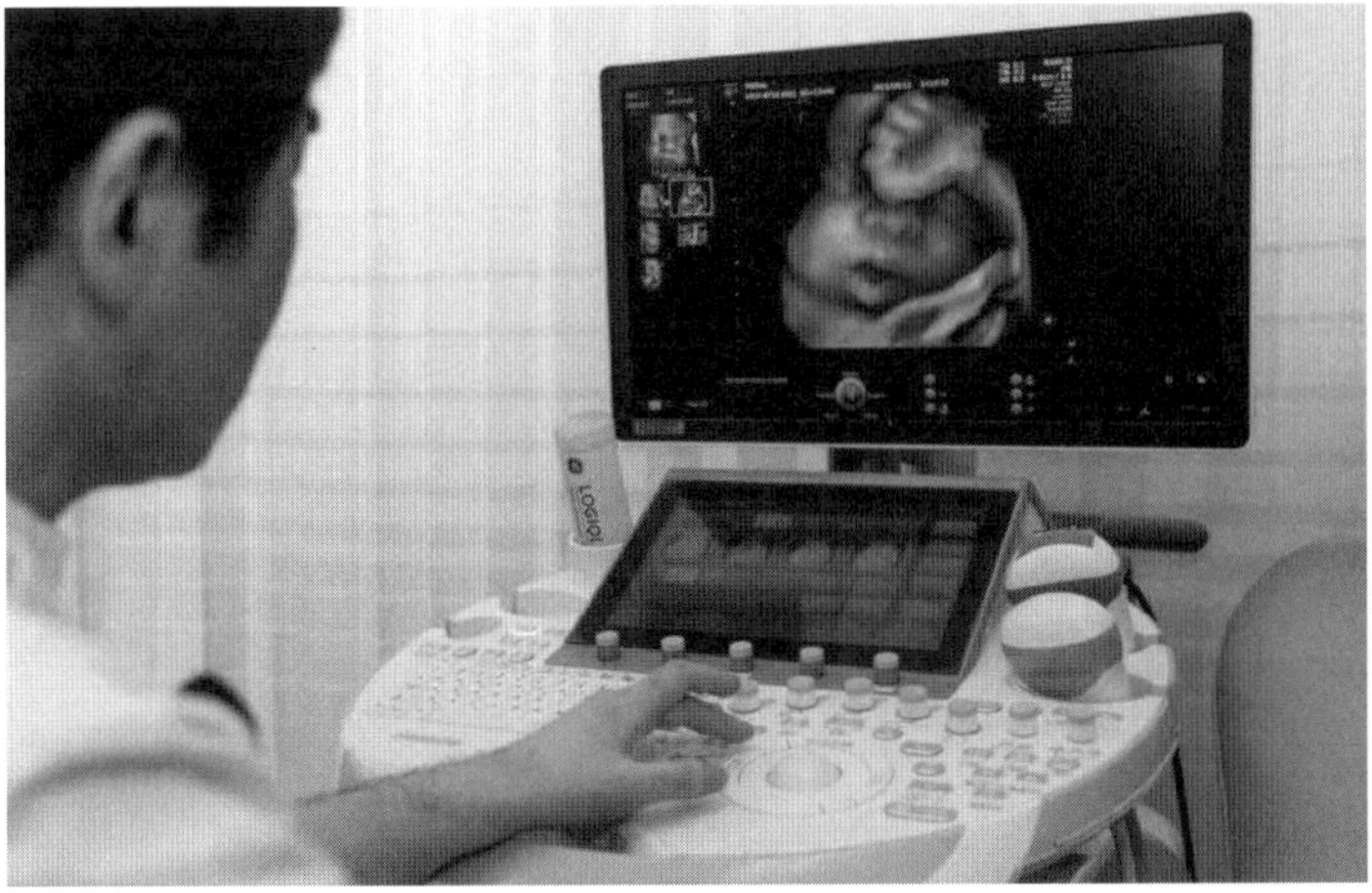

写真1　超音波検査

きます。赤ちゃんの元気な動きや表情が見られる楽しい検査であり、録画した画像の配信も可能です。

当院では、毎回の検査のほかに、妊娠期間の各時期に1回～複数回、行う検査があります。

・**血液検査**……血液型や血糖値、貧血の有無などを確認します。C型肝炎、B型肝炎、風疹などの感染症や、HIV、梅毒などの性感染症の有無についても調べます。

・**子宮頸部細胞診**……子宮頸部の細胞を採取し、子宮頸がんの有無を確認します。

・**クラミジア検査**……子宮頸部の粘液から、クラミジア感染があるかを調べます。

・B群溶血性連鎖球菌検査（腟分泌物培養）……腟の分泌物を調べ、細菌感染がないか確認します。

・NST（ノンストレステスト）……36週以降に、来たるお産に備えて行う検査。お母さんのお腹にセンサーを付け、赤ちゃんの心拍と子宮収縮の状況を確認します。

このほか当院では、若年性の乳がんのリスクを考慮し、妊娠中でも受けられる超音波による3D乳がん検診をすべての妊婦さんに行っています。

妊娠中から、二人で今後の生活設計を

産婦人科は、女性の心身の健康をサポートするのが仕事です。妊娠中から分娩、産後にかけての女性の健康ということでは、パートナーである男性の協力が不可欠です。妊娠中、カラダが日々変化していく女性に比べ、男性は自分が親になるという自覚をなかなかもちにくいかもしれません。しかし、妊婦さんやお腹の赤ちゃんのためにできることは意外に多くあるものです。

まずは、妊娠・出産、育児について知ることが第一歩です。産婦人科や自治体で両

親学級、父親学級といった教室があれば積極的に参加することが重要です。当院でも、妊娠後期に行う両親学級は、ご夫婦で学んでいただける内容としています。

そのほか近年は、男性のための育児本や育児のウェブサイトなども増えています。また育児休業制度をはじめ、男性が育児に関わるための公的な支援や制度も広がっています。そうした情報も活用しながら、二人で次のような点を話し合い、夫婦で協力をして子育ての貴重な時間を楽しんでください。

・家事の分担、生活の見直しなど

妊婦さんの体調が悪いときや、お腹が重くなって負担が大きいときは、男性が家事のサポートをしてほしいと思います。また不規則な生活、遅い帰宅後の高カロリーの食事、喫煙などは、男性本人にも、妊婦さんや赤ちゃんにも良くありません。これまでの習慣を振り返り、健康的な生活を心掛けるべきです。

・分娩の方法や立ち会いについて

分娩時に立ち会いをするかどうか、自然分娩にするか計画的なお産にするかなど、女性の希望を聞きながら相談してください。医療機関によっては、男性が分娩の立ち会いをするための講習会を開催しているところもあります。立ち会い出産のために休暇を取るときは、職場への相談も必要になります。

・産後の働き方について

仕事をもつ妊婦さんだけでなく、男性の育児休業取得も推進されています。出産直後に二人で休みを取る、妻が先に育休を取り、妻の仕事復帰と交代で夫が取るなど、さまざまなスタイルが考えられます。職場の事情や体制もありますから、早めに計画を考えて相談し、理解を得ておくことも大切です。

・出産、育児にまつわるお金について

出産・育児に必要なお金を考え、家計やマネープランを確認することも必要です。また出産育児一時金や児童手当などの、出産・育児にまつわる公的な補助は男性の勤務先で申請できるものも多くあります。職場の担当窓口に確認をしてください。

・家族計画について

第1子出産後、少し落ちついたら、2人目、3人目をどうするかという家族計画も考えてみてください。一般に母体の回復を考えると、次の妊娠は産後1年ほど経ってからが安心です。ただし、次の妊娠を検討するときは、第1子のときより夫婦ともに年齢が上がっています。1人目は自然に授かったのに2人目で不妊に直面する、という例も少なくありません。必要なときには治療も検討してください。

出産施設の選び方

ベッド数が20床以上の施設を「病院」といい、大学病院や総合病院、市民病院といった施設がそれに当たります。一方、19床以下を「診療所（有床診療所）」といいます。こちらは診療所やクリニック、医院などと呼ばれる施設です。

分娩や入院の設備をもつ病院・診療所は、大きく3つに分けられます。

1つ目は、「総合周産期母子医療センター／地域周産期母子医療センター」と呼ばれる施設です。こうした施設は、NICU（新生児特定集中治療室）、MFICU（母体・胎児集中治療室）などの高度な設備をもっており、分娩時に母子の命に関わるようなリスクが高い「ハイリスク妊娠」を対象としています。またほかの医療機関で分娩時に母子が緊急の状態に陥ったときに、救急搬送を受け入れます。リスクの高い分娩のための専門病院ということで、受け入れには条件があることがほとんどです。

２つ目が、高度な設備をもたない一般的な病院の産婦人科です。施設規模が大きいほうが安心と思う人もいるようですが、医師は全員勤務医となるため、分娩時間によっては初めて会う医師が分娩を担当するケースもあります。また入院する病室も他科の病室と同様、一室にベッドがたくさん並ぶ大部屋も多いようです。

そして３つ目が、当院のような小規模の診療所、クリニック、産院などです。病院に比べれば医師数は少なくなりますが、その分、妊婦と医師との関係は近いのが特徴です。妊婦健診からずっと診ていた産婦人科医が分娩を担当することも多くなります。当院では、原則的に院長が分娩を担当します。ＬＤＲ（陣痛、分娩、回復までを過ごす部屋）などの設備をはじめ、入院中の食事、アメニティ、育児指導などでも、より妊産婦さんや赤ちゃんに寄り添ったサービスを展開している傾向があります。

持病がある、重い合併症があるなどのハイリスク妊娠の方は、医師の指示する施設での分娩になります。通常の妊娠の方は、それぞれの施設のメリット、デメリットを確認し、自分の希望やイメージに合った施設を選ぶようにしてください。

希望の分娩方法（バースプラン）を医師に伝える

出産する産院が決まったら、希望の分娩方法、バースプランについても、あらかじめ産婦人科医と話し合っておくことをおすすめします。お産に希望するものは、人によってそれぞれ異なります。「なるべく自然なほうがいい」という人もいれば、「できるなら痛みや負担は軽くしたい」と考える人もいます。

医学的な理由であらかじめ帝王切開が決まっている場合を除けば、医師やスタッフはできる限り希望に添えるように考えて準備をしていきます。疑問があれば質問し、遠慮なく相談をしてもらえればと思います。

当院の例では、分娩方法には次のようなものがあります。

・自然分娩

自然に陣痛が来るのを待ち、経膣で赤ちゃんを産むものです。陣痛が10～5分間隔になったところで入院し、子宮口が全開になったタイミングでいきんで、赤ちゃんを外に出します。お産が進むにつれて陣痛は間隔が短く、痛みも強くなりますが、現在の日本では最も一般的なお産のスタイルといえます。

・無痛分娩

麻酔を使って陣痛の痛みを和らげる分娩方法です。現在、主流となっているのは、持続硬膜外麻酔による無痛分娩です。陣痛の痛みを脳に伝える脊髄の近くに麻酔薬を少量ずつ入れ、痛みを緩和します（図表11）。欧米先進国ではすでにポピュラーな方法で、米国では約8割の人がこの分娩方法で出産しています。

麻酔によって下半身の痛みの感覚は鈍くなりますが、赤ちゃんが下がる感じやお腹の張り（子宮の収縮）は分かりますから、そのタイミングに合わせていきむことで分娩します。お産の痛みが少ないことで精神的にも肉体的にもストレスが軽く、産後の回復が早い、生まれた赤ちゃんにも余裕をもって接することができるなどの利点があります。無痛分娩では、出産日を計画的に決める計画分娩も併せて行えます。

お産の痛みに対して不安がある人や、高齢出産、妊娠高血圧などのリスクがある人にも無痛分娩はおすすめです。日本ではまだ無痛分娩を行う施設は限られますが、当院では妊婦さんの35〜40％が無痛分娩を選ばれています。

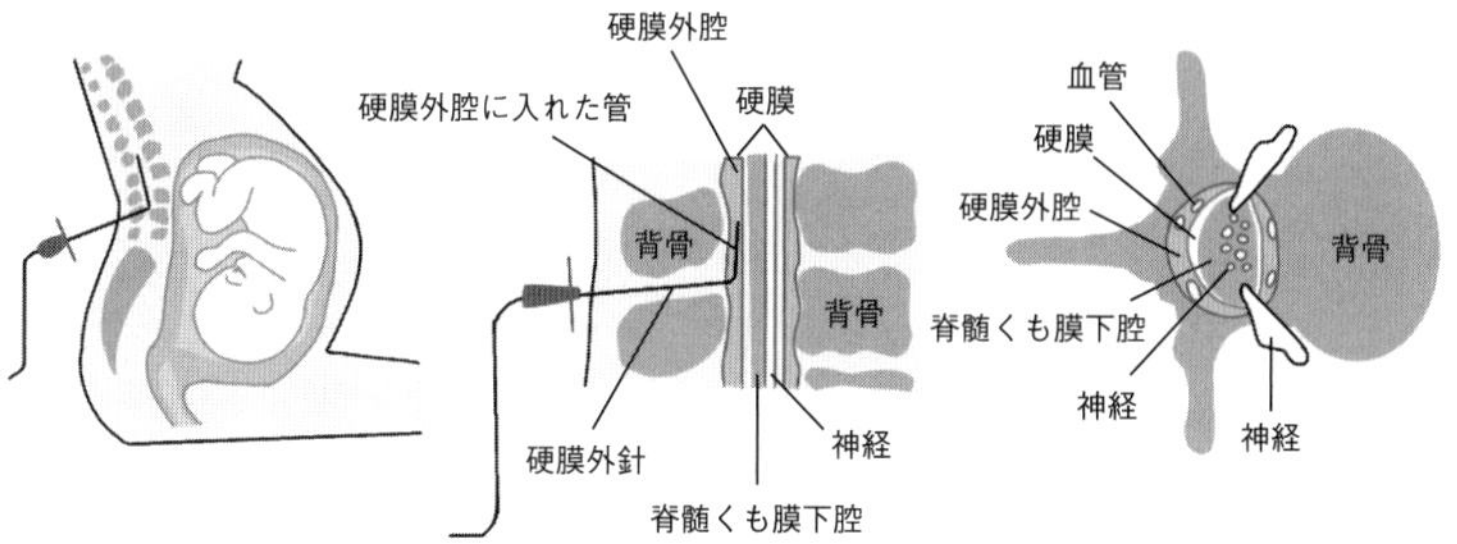

出典：日本産科麻酔学会 WEB サイトより

図表11　無痛分娩のしくみ

・吸引分娩、鉗子分娩、帝王切開

これらは医学的に必要と判断されたときに行う分娩方法です。

吸引分娩や鉗子分娩は、吸引器や鉗子《かんし》（赤ちゃんの頭を保持するへらのような道具）といった器具を使って赤ちゃんを支えて、外に出るのを助ける処置です。

経腹的に、直接子宮内の赤ちゃんを取り出すのが帝王切開です。骨盤位（逆子）、胎児が大き過ぎて産道を通れない場合などに帝王切開が選択されます。帝王切開は計画的・選択的に行う場合と、分娩の途中で胎児が苦しく、自然分娩が困難となり、緊急帝王切開となる場合とがあります。

分娩入院から、産後ケアまで

自然分娩では10～5分間隔の陣痛が始まったとき、計画出産では入院の予定日を迎えたときに、いよいよ分娩入院となります。

入院後は診察や検査などの準備をして、陣痛室（ＬＤＲ）で分娩に備えます。陣痛（子宮の強い収縮）によって赤ちゃんが子宮口に向かって下りてくるので、子宮口が全開（10ｃｍ大）になった時点でいきみます。

分娩の進み方は、初産婦と経産婦でも差があります。分娩にかかる平均時間は初産婦で12～16時間、経産婦で5～8時間ほどです。医師が必要と判断したときは、分娩の介助として会《え》陰《いん》切開をすることもあります。赤ちゃんが出たあと、子宮が収縮して、胎盤が体外に出ます。会陰縫合などの必要な処置をして、ようやくお産が終わります。

誕生した赤ちゃんとお母さん、立ち会いのご家族が対面するときは、本当にすばらしい瞬間です。初めてお産を迎える人は緊張もあると思いますが、医療スタッフも全力でお母さんと赤ちゃんをサポートしますので、安心してお産に臨んでください。

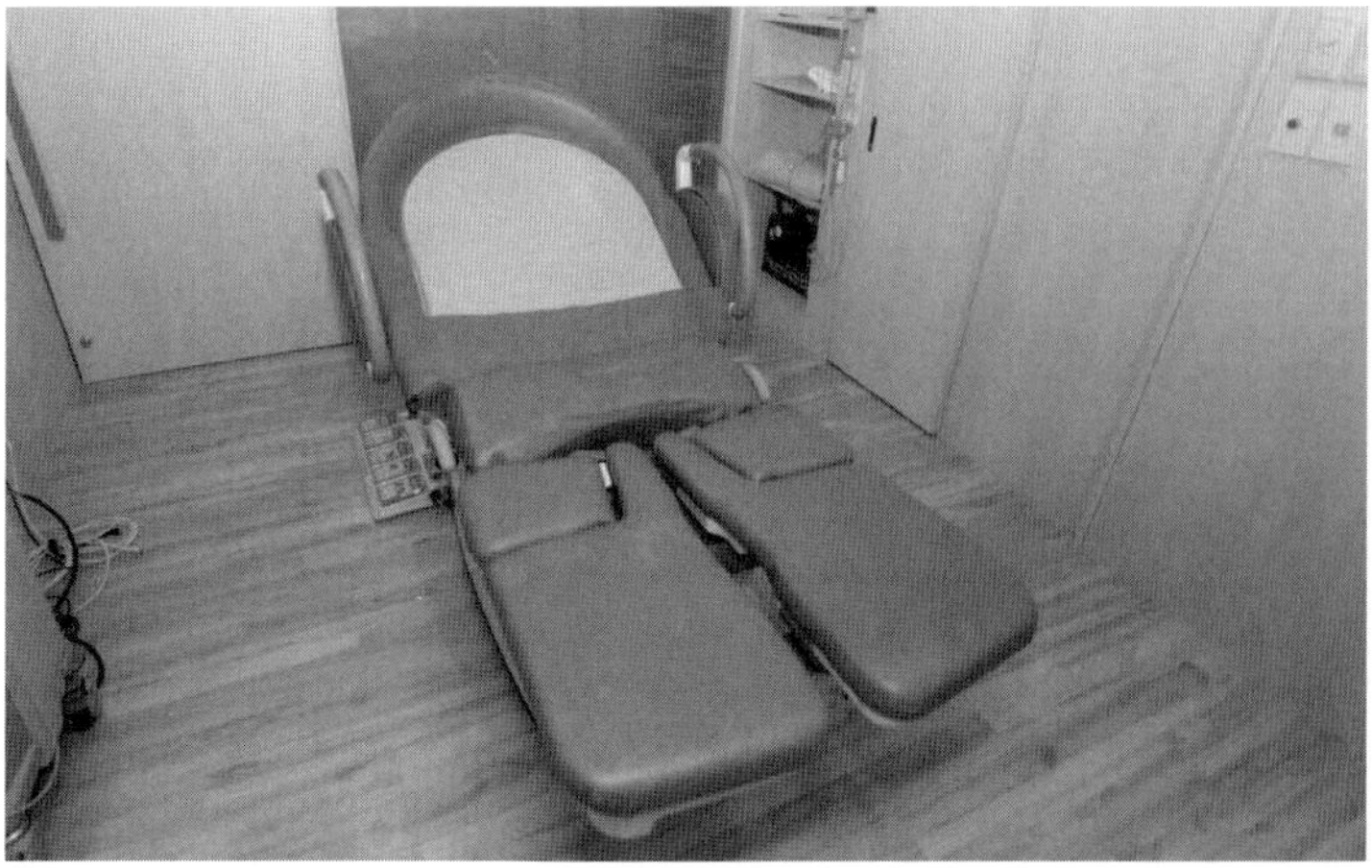

写真2　分娩台

分娩後は、陣痛・分娩・回復室（LDR）から病室に移り、カラダを休めてもらいます。そのあとは産後の診察や検査があります。赤ちゃんは身体測定、ビタミンＫ２シロップの投与、黄疸《おうだん》のチェックなどを行います。当院では赤ちゃんが寝ている間にできる「新生児聴覚検査」も行っています。

入院中は、お母さんの体調や希望に合わせて、赤ちゃんと過ごすことができます。ずっと同室で育児をしてもいいですし、夜は睡眠を取るために赤ちゃんを預けることもできます。入院期間中に助産師や看護師、栄養士らによる授乳や沐浴、おむつ替えといった育児指導も行っていきます。

当院の例でいえば、入院中にスマートフォンやタブレットで何度でも見ることができる育児指導の動画も提供しています。入院期間は初産婦の方で5日間、経産婦の方で4~5日間が基本です（帝王切開術後は8日間）。退院の前にはお祝いディナーとして、和牛ステーキのコース料理を提供しています。新しい家族の誕生を祝うとともに、これから始まる育児に向け、心とカラダの栄養を摂っていただければと考えています。

産後には、退院後1週間ほどで「2週間健診」、生後30日頃に「1カ月健診」を行っています。これらの健診では赤ちゃんの発育を見るとともに、お母さんの精神面と体調のチェックを行います。授乳や慣れない育児の悩みがあれば、産婦人科医や助産師、看護師などに伝えてください。困り事に合わせて必要なアドバイスや支援が受けられます。

妊娠・出産にかかる費用の目安

定期的な妊婦健診や分娩の費用は、健康保険の対象ではなく、自費診療（非課税）

になります。

妊婦健診にかかる金額は、平均的には1回0～数千円です。特殊な検査を行ったときはさらに追加して費用（保険診療・自費診療）がかかることもあります。全国の市区町村では妊婦健診の費用補助を行っていますから、忘れずに活用してください（対象となる健診回数や助成する金額は、自治体により異なります）。

分娩入院でかかる費用は施設によって幅がありますが、目安は40万～60万円ほどです。内訳は分娩にかかる費用と入院費とに大別され、自然分娩、無痛分娩、帝王切開など分娩の方法によっても金額は変わってきます。

分娩費用については、妊産婦さん本人や配偶者の加入している健康保険に「出産育児一時金」の届け出をしておくと、退院時にかかった費用と出産育児一時金（42万円※２０２１年６月現在）との差額を精算するだけでよく、安心です。

妊娠中から育児期にかけては、ほかにも「児童手当（国民年金・厚生年金加入者が対象）」「出産手当金（健康保険の加入者が対象）」など、さまざまな公的な補助があります。職場や健康保険組合、自治体の年金窓口などでよく確認し、経済的負担を軽減してください。

妊娠中のマイナートラブル

妊娠中から産後に起こるさまざまな不快な症状で、医学的には特に治療の必要がないものをマイナートラブルといいます。症状が気になるときは、妊婦健診の際などに産婦人科医や保健師に相談してみましょう。

◆妊娠初期（妊娠2カ月〜4カ月）に多いマイナートラブル

・つわり

気持ちが悪く吐き気がする、嘔吐する、特定の食品しか食べられないなどのほか、逆に何か食べていないと気持ちが悪い〝食べつわり〟もあります。多くの人は妊娠16週頃までには自然に良くなります。無理をせず「食べられるときに、食べられるものを食べる」でこの時期を乗り切ることが大事です。水分も摂れないほどにつわりが重症なときは産婦人科で相談をしてください。

・だるさ、むくみ、倦怠感

妊娠中に分泌される黄体ホルモンの働きにより、だるさやむくみ、倦怠感などが強くなります。妊娠16週くらいまでは体温が高く、熱っぽさを自覚する人もいます。倦怠感が強いときは無理をせず、横になるなどしてカラダを休めてください。

◆妊娠中期（妊娠5カ月～7カ月）に多いマイナートラブル

・皮膚のかゆみ、シミ、そばかす

ホルモンバランスの変化などにより、皮膚にかゆみや湿疹が出やすくなります。皮膚を清潔に保ち、保湿剤で肌を保護してください。また黄体ホルモンの影響でメラニン色素が沈着しやすくなり、シミやそばかすが目立つようになることもあります。気になる人はシミやそばかすを増やす紫外線に注意してください。

・妊娠線

妊娠線とは、お腹やお尻、太もも、乳房などの皮膚の下の脂肪層が引き延ばされ、亀裂のような赤みを帯びた線ができるものです。急激に体重が増加すると妊娠線ができやすいため、体重管理をしっかりすることが予防にもなります。

・静脈瘤《じょうみゃくりゅう》、こむらがえり

大きくなった子宮に血管が圧迫され、ふくらはぎの静脈が盛り上がる静脈瘤ができることがあります。多くはお産が終われば自然に治りますが、カラダを締め付ける服装を避ける、足を高くして休むなども有効です。また足がつる「こむらがえり」を経験する人も多くいます。過度の体重増加や下半身の血行不良、カルシウム等のミネラル不足で足がつりやすくなるので、適度な運動やマッサージ、カルシウム等のミネラルの摂取を意識することをおすすめします。

◆妊娠後期（妊娠8カ月〜10カ月）に多いマイナートラブル

・腰痛、背部痛

お腹が大きくなるにつれ、重心が前に出て骨盤が傾き、腰や背中に痛みが出ることがあります。中腰や前かがみなど腰に負担のかかる姿勢を避け、正しい姿勢を保つようにしてください。マタニティビクス、マタニティヨガなどのエクササイズで筋力を付けることも、腰痛、背部痛の予防・改善に役立ちます。

・頻尿、尿漏れ

大きくなった子宮に膀胱が圧迫され、頻尿や尿漏れを経験する人も少なくありません。早めにトイレに行く、漏れが心配なときはパッドを使用するなどして対処してください。妊娠中の頻尿や尿漏れの多くは、お産が終わると自然に治まります。

・便秘、痔

黄体ホルモンの作用で消化管の動きが鈍るほか、子宮に腸が圧迫され便秘や痔がひどくなることがあります。食物繊維を十分に摂る、適度にカラダを動かすなどして排便のリズムを整えることが重要です。症状がつらいときは、赤ちゃんに影響のない薬を処方することもあります。

・胃もたれ、胸やけ、動悸、息切れ

妊娠後期になると子宮が胃や心臓、肺などを圧迫するようになります。それによって胃もたれや胸やけ、動悸、息切れなどを自覚する人が増えます。つらいときは休む、食事は少量ずつ回数を多く食べるなどして乗り切ってください。臨月に入ると、赤ちゃんが下に降りてきて胃や肺の圧迫が取れ、少しラクになります。

特に注意すべき妊娠から産後までのリスク

・流産・切迫流産

流産とは、妊娠22週までに赤ちゃんが亡くなってしまうことです。流産の多くは妊娠12週までの早期に起こっており、早期の流産の原因で最も多いのが赤ちゃんの染色体異常です。残念ながらもともと育つことのできない命だったと考えられ、こうした流産を防ぐ方法はありません。流産のそのほかの原因としては、母体の胎盤や子宮の異常、糖尿病や心臓病、腎臓病、クラミジアなどの感染症が挙げられます。

一方、切迫流産とは、胎児の心拍は確認できますが、流産が差し迫っている状態です。出血がだらだらと続く、月経痛のような重苦しさや下腹部痛がだんだん強くなるというときは、切迫流産の恐れがあるので、すぐに産婦人科を受診してください。早く気づいて必要な対応をとることで、妊娠を継続できるケースが多くあります。

・妊娠糖尿病

妊娠糖尿病とは、妊娠時に初めて発見された糖代謝異常（糖尿病ではない高血糖）

です。食べ過ぎや肥満のある人に多いのは事実ですが、やせている人や食事に気をつけている人でも、発症することがあるので要注意です。

発見のためには、妊娠早期に随時血糖を測り、この数値が高いときはブドウ糖負荷試験を行って診断します。妊娠が進むと血糖値が上がりやすくなるため、妊娠中期にも同じように検査をしてチェックします。

妊娠糖尿病と診断されたときは、食事療法やインスリン注射などで血糖値をしっかりコントロールします。血糖値が高い状態が続くと、4000g以上の巨大児になりやすい、新生児低血糖、黄疸など、赤ちゃんに多くの合併症等が生じます。また難産になれば、分娩時の母親のリスクも高くなります。妊娠糖尿病を発症した人は、そうでない人に比べて将来的に糖尿病になるリスクが17〜63%の頻度で発症すると報告されているため、産後も定期的に検診を続けていくことが大切です。

なお、明らかな糖尿病や、妊娠前から糖尿病がある人は妊娠糖尿病とはいいませんが、病状はより進んだ状態ですから、治療で厳格に血糖値を管理する必要があります。

・妊娠高血圧症候群

妊娠中に高血圧を発症すると、妊娠高血圧症候群となります。高血圧（収縮期血圧

１４０ｍｍＨｇ、拡張期血圧90ｍｍＨｇ以上）の症状だけがあるものと、高血圧に加えてたんぱく尿、肝機能障害、腎機能障害などがあるものがあります。

妊娠高血圧症候群は約20人に１人の割合で発生します。もともと高血圧や糖尿病、腎臓病などの持病のある人や、高齢出産、初産婦、肥満などの人は、妊娠高血圧症候群を発症しやすいとされています。また急激な体重増加も発症につながるため、こうした条件に当てはまる人は、より注意して体重を管理する必要があります。

発症が分かったときは、食事療法と薬物療法をしながら妊娠の経過を見守ります。重症になると、けいれん発作（子《し》癇《かん》）や胎盤がはがれる（常位胎盤早期剥離）など、赤ちゃんやお母さんの命に関わる危険な状態となることもあります。ハイリスク妊娠として、医師の判断で分娩時期などを慎重に決める必要があります。

・早産、切迫早産

赤ちゃんが十分に育ち、お産に最適な時期である「正期産」は、妊娠37週０日～41週６日までをいいます。それより早い出産（22週０日～36週６日）を早産といいます。

早産は早い時期に起こるほど、赤ちゃんに重い障害が生じるリスクが高くなります。早産にならないよう定期的に健診を受け、早産の徴候の早期発見や予防に努めることが重要です。また妊娠高血圧症候群や胎盤の異常、感染症などにより、体内の赤ちゃんに危険があると判断されたときは、人工的に早期に分娩することもあります。

切迫早産は、早産になる危険性が高い状態です。分娩までは閉じているはずの子宮口が開いている、強くお腹が張る、性器出血がある、といった症状があるときは切迫早産となります。症状が軽いときは、子宮収縮抑制剤を使用し、家庭で安静に過ごしますが、破水をしたときや症状が強いときは、入院治療になることもあります。

当院では、切迫早産の恐れとして1日に5回以上お腹が張るときは受診してもらうようにしています。生活の身体負荷や子宮口の開き具体などは人によりそれぞれなので、きめ細かい指導やサポートを行っています。

・産後うつ

産後は、ホルモン分泌や生理機能が急激に変化します。また昼夜を問わず授乳や育児をする生活になるため、身体的・精神的に大きい負荷がかかります。

抑うつ感や涙もろくなる、といった感情の変化を感じる人は少なくありませんが、多くの人は数日から1週間程度で回復します。気分の落ち込みや育児に興味がもてない、食事が摂れない、眠れない、といった症状が2週間以上続くときは、産婦人科や地域の母子保健窓口に相談をしてください。医師や専門家、家族に協力してもらい、必要なサポートを受けることが大切です。

妊娠中は、体重管理をしっかりと

妊娠中の女性に、意識してほしいのが「体重管理」です。妊娠中は女性ホルモンの増加とともに、体重が増えやすくなります。体重が急激に増え過ぎると、妊娠糖尿病や妊娠高血圧症候群といった合併症が起こりやすくなり、お母さんにとっても赤ちゃんにとってもよくありません。体重が増え過ぎて赤ちゃんが大きくなり過ぎると、お産のときにも難産になりやすくなります。

妊娠中の体重増加の目安は、４週間で１ｋｇです。出産までの体重増加は、以下が目安となります。産婦人科医の指導に基づいて、体重コントロールに取り組んでください。

・やせ（BMI18・5未満）……8～12ｋｇ
・標準（BMI18・5～25）……8～10ｋｇ

・肥満（ＢＭＩ25以上）……６ｋｇ

妊婦健診では、診察や各種検査のほかに、看護師や栄養士による保健指導も受けられます。妊娠中にはどういう食品をどう摂るのがいいか、具体的に分かりやすく指導してくれますので、そういう機会を活用してください。

妊娠中に積極的に摂りたい栄養素としては、「葉酸」があります。妊娠中に葉酸が不足すると、赤ちゃんの障害の原因となることが分かっています。葉酸は、食品ではほうれん草、ブロッコリー、アスパラガス、枝豆などの緑色の野菜や、いちごなどの果物、海苔などの海藻類、レバーに多く含まれています。日常生活では不足することは少ないですが、妊娠中はより多くの葉酸が必要になります。バランスの良い食生活を基本としつつ、不足する分はサプリメントで補うのもおすすめです。

当院でも、妊娠中の体重管理にはかなり力を入れています。

食事内容だけでなく、食生活全体から実践しやすいアドバイスをすることも意識しています。例えば、記念日などで豪華な食事をたくさん食べたときは、そのあとに少し食事量を控える、というのでもＯＫです。厳しく制限をし過ぎてもストレスになりますので、自分にとって続けやすい方法で体重管理をしてください。

よくあるのは、帰りの遅い夫を待っていて夕食が遅い時間になり、食べたあとにすぐに就寝というパターンです。カロリーを使う前に寝てしまうと肥満の原因となります。夫とは夕食を別にして時間を早める、夜遅いときは軽い食事にするなど、工夫することが大切です。改善方法が分からないときは食事の記録を取ってもらい、栄養指導をすることもあります。

妊娠中は、たばことお酒は禁物。適度な運動はOK

妊娠中の生活で注意していただきたい点は次のとおりです。

・喫煙している人は「禁煙」を

たばこを吸っている人は、妊婦さんはもちろん、パートナーの男性も、「禁煙」をしましょう。喫煙は、胎児の死産率、流産率、早産率、先天異常、無脳児（脳が形成されない）、斜視、ダウン症候群、発育阻害（低身長、低体重）などを発生させることが、統計的にも明らかになっています。

妊婦さんが直接たばこを吸わなくても、ほかの人の喫煙による受動喫煙でも、同様のリスクが高まることが知られています。

禁煙が難しいときは、禁煙外来で治療をすることをおすすめします。

・お酒も「禁酒」が基本

妊娠中の飲酒も、赤ちゃんにとってリスクになります。流産や死産、奇形、発育阻害、中枢神経障害などの原因となることがあります。お酒好きな人は「少しくらいは大丈夫」と思いたい気持ちは分かりますが、たとえ少量でも、胎児に影響を及ぼす可能性があります。妊娠中から授乳期間は頑張って「禁酒」を続けてください。

・薬の使用については、医師によく相談を

妊娠中の市販薬の使用については自己判断をしてはいけません。反対に、妊娠前から治療のために薬をのんでいる人は、妊娠が分かったからと勝手に服用を中止すると、病気が悪化する恐れがあります。妊娠を予定しているとき、妊娠が分かったときは、かかりつけ医に必ず相談をしてください。

・適度な運動は、体力づくりやリラックスに効果

もともとスポーツや運動の習慣がある人は、体調が安定していれば適度な範囲で運動を楽しんでかまいません。重いものを持つ、腹部に強い力がかかる、転倒の恐れがある、といった無理な動きは避けるようにします。

それまでに運動習慣がない人は、産婦人科医に確認したうえで、ウォーキングなどの軽い運動で適度にカラダを動かすことが大切です。血流の促進、肥満の防止、お産に向けての体力づくり、心身のリラックスなどの効果が得られます。

産婦人科で妊婦さんを対象としたエクササイズの教室があれば、利用することもおすすめです。当院でも、日本マタニティフィットネス協会の認定インストラクターによる、マタニティビクス、マタニティヨガなどの教室を開催しています。お腹に負担をかけずに安全に運動ができ、妊婦さん同士の仲間づくりにも一役買っているようです。

・職場に出産予定日を伝え、必要な配慮を受ける

最近では、妊婦さんでも仕事をもつ人が多くなっています。妊娠が分かったら、早めに職場にも報告し、働き方などについて相談してください。

会社は、妊娠中の従業員に対して、妊婦健診を受ける時間を確保する、通勤の負担を減らす、勤務時間の短縮などの措置を行うことが法律で義務付けられています。

ほかにも医師から休業などの指導を受けたときは、それを守れるように対処を行うことになっています。医師の指導内容を会社に伝えるときは、医師に「母性健康管理指導事項連絡カード（母健連絡カード／母子手帳に様式があります）」に記入してもらい、職場に提出するとより効果的です。

また産前休暇・産後休暇や育児休暇、職場復帰の時期、復帰後の勤務内容・勤務時間などについても、職場の担当者によく相談をするようにしてください。

妊娠中から育児期は、妊娠前と同じようには働けない人も多くなりますが、それを負い目に感じる必要はありません。周りの人のサポートに感謝しながら、できるときにまた頑張ればいいとおおらかに構えておくことも大切です。

「自分のことは後回し」でなく、忙しい人ほど自分ファーストで早めの体調管理を

妊娠中から育児期は楽しく充実したときですが、とにかく忙しく日々が過ぎていき

ます。いつも子どもや家族の都合を優先していて「自分のことは後回し」になっている女性も多いと思います。

妊娠・育児期の女性は女性ホルモン（エストロゲン）の分泌が多く、その働きにより、男性に比べて動脈硬化や生活習慣病のリスクは低く抑えられています。

しかしながら、女性ホルモンに影響を受ける乳がんや卵巣がん、性交渉で感染するウイルスが原因の子宮頸がんなどのリスクは、常について回ります。

忙しい人は、それだけ周りの人に必要とされている人でもあります。多忙で時間がないことを理由に検診を受けずにいて、がんなどの病気が進行してしまったとき、周りの人たちもそれだけ苦しむことになります。忙しい人ほど、乳がん検診や子宮頸がん検診を忘れずに受け、セルフケアをしてほしいと思います。また妊娠中に合併症があった人は、その後も定期的に受診し、体調管理を続けることが重要です。

妊娠・出産についての疑問や気掛かり　チェックリスト

〈妊娠中の気掛かり〉

□初めての妊娠で、分からないことが多い
□つわりが強く、食べられない
□眠気が強い
□動悸や倦怠感がある
□動き回ると、よくお腹が張ることがある
□つい食べ過ぎてしまう、体重が増え過ぎる
□自分やパートナーがたばこを吸っている
□糖尿病、高血圧などの生活習慣病がある
□ 35 歳を過ぎていて「高齢出産」に当たる
□妊娠・出産と仕事との両立が不安
→定期的に妊婦健診を受け、疑問や気掛かりを相談してください。

〈分娩についての疑問〉

□分娩方法や分娩施設をどう選ぶか、迷っている
□お産の痛みに耐えられるか不安
□無痛分娩に興味がある
□帝王切開や会陰縫合などの医療処置が怖い
□里帰りでの出産、立ち会い出産について知りたい
→情報を収集し、自分の希望に合ったお産スタイルを検討してください。

〈産後・育児の気掛かり〉

□母乳育児がうまく進まない
□赤ちゃんの体重の増え方が少ないようで心配
□乳房の痛みなど、母乳のトラブルがある
□身近に頼れる人がおらず、育児をつらく感じる
□ 2 人目を産むのに良いタイミングを知りたい
→入院中の育児指導や、産後の健診などで不安を解消してください。

妊婦さんでも受けられる「乳がん検診」

私のクリニックでは、受診されている妊婦さん全員に「乳がん検診」を行っています。こういうと、「妊娠中に乳がん検診はできないのでは？」と疑問に思う人もいるかもしれません。

一般的な乳がん検診では、マンモグラフィという乳房専用のX線検査を行います。X線検査はごく微量ですが放射線被ばくをするため、妊娠中や妊娠の可能性があるときは行えないことになっています。またマンモグラフィは、40歳以下の若い人や乳腺が発達している女性では、乳房全体が白っぽく映り（高濃度乳房）、腫瘤《しゅりゅう》や石灰化などの病変を発見しにくいという特徴があります。

当院の場合、なぜ妊娠中に乳がん検診が行えるのかというと、「3D乳腺超音波検査（3D乳腺エコーABUS）」という特殊な検査機器を導入しているからです。

これは超音波検査ですから、放射線被ばくのリスクはまったくありません。また3Dとあるように、乳房の組織を高画質の立体画像で見ることができます。それによって、高い精度で病変の有無をチェックすることができます。検査時間も短く、

COLUMN

妊娠中の女性のカラダに負担をかけることなく、検査を行えます。検査後は、洋服を着替えてからゆっくりと医師の説明を受けることができます。

私が妊娠中の乳がん検診にこだわっているのは、以前に乳がんの疑いのある妊婦さんを担当したことがあるからです。

その女性は妊娠中に乳がんが疑われる病変が見つかりましたが、出産直後には検診に来院されず、1年ほどして乳がん検診をしたところ、病変が大きくなり乳がんになってしまっていました。せっかく早い段階でがんの可能性に気づけていたのに、授乳に一生懸命になっている分娩後に病気が進んでしまい、進行した乳がんの治療をしなければならなくなったのは、とても残念なことです。

実際、頻度は多くはありませんが、妊娠中に乳がんが発生・進行してしまう女性はいます。日本人女性の乳がんは30代から増え始め、発症のピークは40代にあります。出産年齢が高くなっている現代は、妊娠と乳がん発症が重なることもさらに増えるはずです。

当院は、妊娠中の乳がんを一つも見落としたくないという思いで、妊娠されたすべての女性に安全・安心で痛みのない乳がん検診を受けてもらっています。

Part 5

「更年期」を乗り切り、
老年期もいきいきと過ごす！

女性ホルモンの急減で、心身にさまざまな症状が出る更年期

女性のライフサイクルのなかで、45〜55歳頃はまた新しいステージに入ります。「更年期」と呼ばれるこの時期には、20代から活発な状態だった卵巣の働きが急速に低下し、それに伴って女性ホルモン（エストロゲン）の分泌が大きく乱れ始めます。この時期の女性ホルモン分泌量を見ると、まるで乱気流に入った飛行機のように、激しく上下に揺れながら、10年ほどかけて急降下していきます。

このようなホルモンの変化により、この時期の女性の心身には、さまざまな症状が現れてきます。

よく知られているのは、暑さを感じていないのに、急に顔や上半身がカーッと熱くなるホットフラッシュです。ほてりとともに顔などに大量の汗をかく人もいますし、上半身は熱いのに、手足は冷え切ってつらいという人もいます。

そのほか、めまいや頭痛、動悸・息切れ、肩こりや腰痛などが強く現れる人もいます。さらにイライラして怒りが抑えられない、気分が落ち込んで何もする気が起きない、よく眠れないなど、身体的・精神的なさまざまな不調が押し寄せてきます。

こうした更年期のホルモン変化は、人によって早い遅いはありますが、基本的にすべての女性に起こるものです。ただし更年期症状の感じ方は、人によって個人差があります。ほとんど症状が気にならない人もいる一方、症状が重い人では、つらさで寝込んでしまう、仕事を退職せざるを得ないといったケースもあります。

特に困ったことがない場合は治療の必要はありませんが、日常生活になにかしら支障があるときは、我慢を続けるよりも、早めに治療を検討してください。

私たち産婦人科医は、更年期の女性の激しいホルモンの乱高下を安定させ、女性ホルモンの分泌がなくなる老年期に向け、うまく順応していけるように治療やサポートを行っていきます。

また、更年期症状だと思っていたら、別の病気が隠れていることもあります。

この年代の女性には、甲状腺機能低下症などの甲状腺疾患も多くなりますし、関節リウマチをはじめとした膠原病《こうげんびょう》を発症することもあります。こうした病気を見分けるためにも、気になる症状があるときは、産婦人科で相談をしてください。

人生が長くなっている今、更年期の40代、50代はまだまだ人生の折り返し地点です。

そもそも更年期という言葉は「年が更《あらた》まるとき」という意味で、女性の転換期を表します。更年期を迎えた女性は、これまで頑張ってきた自分の心身を点検し、これから何十年と続く未来のためにケアをしてほしいと思います。

閉経後こそ、自分を大切にして健康維持を

閉経後の55歳以降は、ライフサイクルでは「老年期」と呼ばれる時期になります。老年という言葉はあまり良くありませんが、この頃には子育てもほぼ終わり、女性がようやく自分自身のために時間を使える時期でもあります。これまでの経験を活かし、人生の実りの時期を楽しんでほしいと思います。

ただし、健康管理にはそれまで以上に注意をしてください。

この頃には、女性ホルモンの分泌がなくなることで高血圧や糖尿病、脂質異常症、肥満症などの生活習慣病を発症する人が増えます。生活習慣病が長く続くと動脈硬化が進み、心筋梗塞や脳卒中、認知症などのリスクが上がります。

また閉経前後からは、骨の健康もぜひ意識してください。女性ホルモンには、骨を

守る働きもあります。閉経の頃からは、女性ホルモンが減少することで骨の新陳代謝のバランスが崩れ、骨量が減少していきます。

骨量が減っていても特に自覚症状はなく、骨折して初めて気づく例も少なくありません。特に骨量がもともと少ない女性は、今の骨量をできるだけ長く保てるように生活でも気をつけるようにしてください。

40～50代頃からは、各種のがんの発症も増えてきます。婦人科の領域でいえば乳がんや子宮体がんが多くなります。卵巣がんのなかには症状が急激に進むものもあるので、注意をしてください。

私は医学部3年だった頃、伯母を卵巣がんで亡くした経験があります。伯母は、少し前から腰の痛みを訴えて内科や整形外科を受診していましたが、原因がよく分からないままでした。しばらくしてようやく卵巣がんが分かったときには、残念ながら手遅れの状態で、早く気づいてあげられなかったことが今も悔やまれます。

がんも、初期にはまったく自覚症状がありません。「自分は大丈夫」と油断せずに、定期的にがん検診を受けてほしいと思います。

閉経をはさんで前後5年ほどが、「更年期」

閉経がどのように訪れるかは、人によってそれぞれです。順調だった月経が突然止まり、以降まったくなくなるという人もいます。一方、閉経の何年か前から、月経の周期や量が変わり始め、月経不順を自覚するようになるケースも多くあります。

典型的な閉経前の症状では、最初は月経周期が短くなり、2～3週間で次の月経が来たりします。やがて少量の月経がだらだらと続くようになり、最後はだんだんと月経周期が長くなり、量も少なくなって閉経を迎えるというパターンです。月経不順が始まってから、半年～2年で閉経に至ることが多いようです。

このほか、数カ月来ないと思っていたら、急に大量出血するようなケースもあり、月経開始を予測できずに困るという声も聞きます。閉経までの月経量や経血の色なども、人によってさまざまなケースがあります。

閉経の年齢は平均である50歳前後が最も多くなっていますが、これも個人差が大きいものです。早い人では40代前半に閉経となることもありますし、50代の終わりまで月経がある人もいます。平均より早くても遅くても、ほかにつらい症状などがなければ、そのまま様子を見ていて大丈夫です。

ただし40歳よりも前に閉経すると、「早発閉経」となります。

女性ホルモンが長期的に不足することで、骨粗しょう症や動脈硬化のリスクが高くなるため、一般的な閉経年齢である50歳頃まで、ホルモン補充療法（ＨＲＴ）を行うのが一般的です。

更年期には、身体的・精神的にさまざまな不調が出現

更年期の不快症状の原因は、卵巣機能の衰えによるホルモンバランスの変化です。脳からは月経周期ごとに「女性ホルモンを出して」という指令（卵胞刺激ホルモン）が出ていますが、更年期になると、卵巣は十分な女性ホルモンを分泌できなくなります。すると、脳は混乱してますます「女性ホルモンをもっと出して！」と指令を出し続けます。

こうした加齢による変化に脳やカラダが慣れず、不安定になっている状態が、更年期の不快症状といえます。更年期の症状としてよく知られているものには、次のようなものがあります。

〈血管運動神経系症状〉

・顔や上半身のほてり、のぼせ（ホットフラッシュ）

・発汗

・寒気や手足の冷え

・動悸、息切れがする

〈精神・神経系症状〉

・イライラする、怒りっぽい

・くよくよする、憂うつになる、無気力

・頭痛、めまい、吐き気

・不眠

・物忘れ、集中力の低下

・疲れやすい、倦怠感

〈運動・神経系症状〉

・肩こり、腰痛

・手足や関節の痛み、こわばり

このような更年期の症状には、ホルモンバランスの変化のほかに、人間関係などの環境や、本人の気質なども関係しています。

40代から50代は、家庭でも職場でも頼りにされることが多く、子どもの受験や就職、親の介護なども重なるときです。反対に、子どもが独立したあとや親の介護を終えたあとの喪失感から、不快症状を強く感じる人もいます。

日本の女性の平均寿命は、87・74歳（２０２０年）と、世界トップクラスの長寿を誇っています。けれども、介護を必要とせずに自立して過ごせる「健康寿命」は、74・79歳（２０１６年）にとどまっています。つまり、介護を受けながら過ごす期間が、約12年もある計算になります。

50代の後半以降に増えてくる病気は、要介護になる原因となるものも多いため、注意が必要です。肥満や糖尿病などの生活習慣病を放置すれば、心筋梗塞や脳卒中といった重い病気につながります。骨粗しょう症で転倒・骨折すれば、高い確率で要介護になります。そのほか高齢期に多くなるトイレの悩みなども、想像以上に生活の自

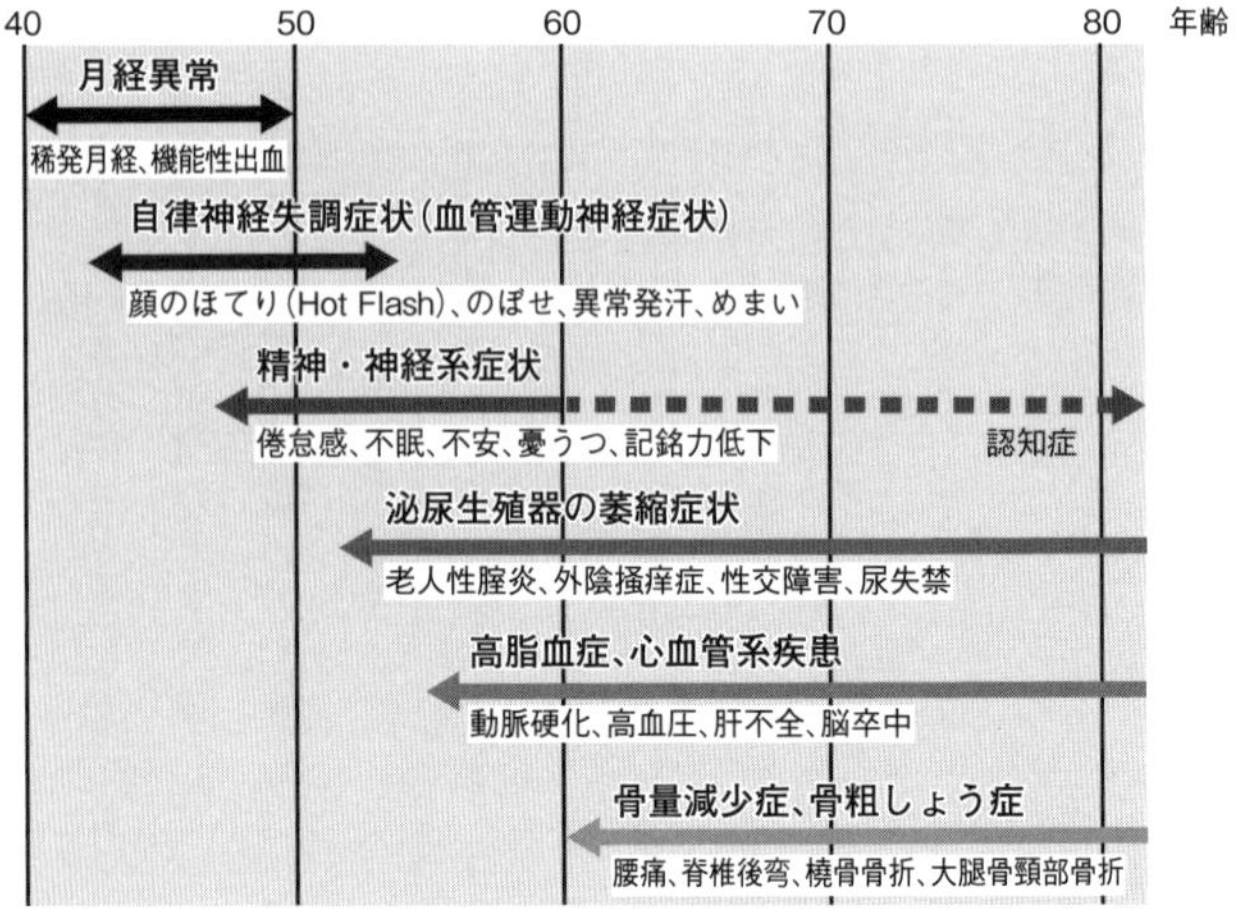

出典：日本産科婦人科学会　生殖・内分泌委員会、52：194-198、2000、改変

図表12　更年期以降に現れるさまざまな症状

立度に影響します。トイレが心配で外出を控えているうちに、心身が弱ってしまうケースも珍しくありません。

女性が長い人生をずっと健康で過ごすためには、更年期以降の健康管理がとても重要になります。「年を取ればこんなもの」「年だから仕方がない」と思わずに、積極的に治療やケアをするよう心掛けてください。

更年期に気をつけたい病気と対処法

①更年期障害

・病気の特徴・症状

更年期に起こる身体的・精神的な不快症状が強く、日常生活に支障があるようなときは、更年期障害となります。

更年期障害の診断では、問診と血液検査が行われます。さらに、ほかの病気の有無を調べるために、内診や超音波検査が行われることもあります。

問診では、年齢や月経の状況、出産経験、更年期の症状などを詳しく確認します。

更年期症状の確認でよく使用されるのは「簡略更年期指数（ＳＭＩ）」（図表13）です。

それぞれの症状の点数を合計し、50点以上になると、薬などを用いた治療が必要という判断になります。

・対処法

〈ホルモン補充療法（ＨＲＴ）〉

症状	症状の程度（点数）				点数
	強	中	弱	無	
①顔がほてる	10	6	3	0	
②汗をかきやすい	10	6	3	0	
③腰や手足は冷えやすい	14	9	5	0	
④息切れ、動悸がする	12	8	4	0	
⑤寝つきが悪い、または眠りが浅い	14	9	5	0	
⑥怒りやすく、すぐイライラする	12	8	4	0	
⑦くよくよしたり、憂うつになることがある	7	5	3	0	
⑧頭痛、めまい、吐き気がよくある	7	5	3	0	
⑨疲れやすい	7	4	2	0	
⑩肩こり、腰痛、手足の痛みがある	7	5	3	0	
				合計点	

症候群	割合（%）
血管運動神経系症状	46
精神・神経系症状	40
運動・神経系症状	14

※症状に応じ、自分で点数を入れて、その合計をもとにチェック
※日本人が訴えることの少ない、蟻走感、感覚鈍麻など知覚神経症状は、大きい症候項目からは省略した
※簡略更年期指数の評価法
0～25点＝問題なし
26～50点＝食事、運動に気をつけ、無理をしないように
51～65点＝更年期─閉経外来で生活指導カウンセリング、薬物療法を受けたほうがよい
66～80点＝長期（半年以上）の治療が必要
81～100点＝各科の精密検査を受け、更年期障害のみである場合は、更年期─閉経外来で長期の治療が必要

図表13　簡略更年期指数（SMI）

ホルモン薬で女性ホルモンを補うことで、更年期症状を和らげる治療法です。

薬を使用することで、ホットフラッシュに対し高い効果が得られるほか、気分の落ち込みや疲労感、関節痛など、幅広い症状が改善します。また女性ホルモンを補うことで、生活習慣病や骨粗しょう症の予防になるなど、閉経後の健康維持という面でもメリットがあります。

薬の形状には内服薬のほか、貼り薬、塗り薬などの形状があります。内服薬の場合は1日1~2回、忘れないように服用するだけです。副作用としては、血管が詰まる血栓症のリスクがわずか

に上がります。しかし万一、血栓が生じても早期に対応すれば重大な事態に至ることはありません。

ＨＲＴは1年～数年ホルモン薬の使用を続け、徐々にホルモン量の少ないものに切り替えていき、55歳頃までに終了するのが一般的です。

なお乳がん、子宮体がん、心筋梗塞、脳卒中、肝障害などの経験がある人は、ＨＲＴを行えない場合があります。

更年期障害の治療に漢方薬を用いることもあります。漢方薬は、その人の体質や症状にあったものを使用します。また対症療法として自律神経調整薬、精神安定薬、睡眠薬などを処方することもあります。

当院では、患者様の症状や希望により、日本食品安全協会認定の上級健康食品管理士がその人に合ったサプリメントを処方するほか、アロマテラピーによるリラクゼーションなども行っています。

また、更年期の不快症状の強さは、心身の疲労やストレス、人間関係なども関係しています。体調が優れないときは無理をせず、意識して休んでください。家事や仕事も一人で抱え込み過ぎず、周りの人に上手に頼ることも必要です。

しっかり睡眠を取って疲労が回復したら、適度にカラダを動かすと良い気分転換になります。気候が良ければ公園を散策したり、森林浴などで自然に触れたりするのもおすすめです。ほかにも友達と話をする、楽しめる趣味の活動をする、好きな香りの入浴剤を入れて湯船につかるなど、自分を労わる時間をつくってみてください。

②生活習慣病

・病気の特徴・症状

血糖値が高い状態が続くのが「糖尿病」、血圧が高い状態が続くのが「高血圧」です。血糖値や血圧が高くても自覚症状はありませんが、カラダの中では動脈硬化が進み、心臓疾患や脳血管障害を引き起こします。一方、内臓脂肪が蓄積していて、血圧・血糖値・脂質の異常が２つ以上ある場合、メタボリックシンドロームと判定されます。メタボになると、一つひとつの数値は低めでも動脈硬化が加速、血管障害のリスクが高まります。こうした生活習慣病は、がんや認知症のリスクも上昇させます。

・対処法

食事の内容や運動などの生活習慣の見直しが、治療の中心になります。肥満がある場合は減量をするだけで、血圧や血糖値が正常化することがよくあります。生活の見直しで改善しないときは、薬物療法を併用します。その場合も薬だけに頼るのではなく、生活改善を根気よく続けていきます。

③乳がん

・病気の特徴・症状

乳房の組織にできるがんです。あきらめないがん治療ネットワークによると、日本では、年間約9万人の人が乳がんと診断されており、女性特有のがんのなかで最も多くなっています。

乳がんの発生には女性ホルモンのエストロゲンが関わっています。初経年齢が低い、閉経年齢が高い、出産経験がない、初産年齢が高い、授乳経験がないなど、エストロゲンに晒される量が多い人は乳がんのリスクが高いと考えられています。また、閉経後の肥満、運動不足、飲酒などの生活習慣も発生率を上げる可能性があります。

乳がんの一部には、特定の遺伝子（ＢＲＣＡ１、ＢＲＣＡ２）が関わるものがあります。親や親族に乳がん・卵巣がんの経験者がいる人も、注意が必要です。

乳がんがある程度の大きさになると、固いしこりがある、乳房にくぼみ・ひきつれ・ただれがある、乳房が左右非対称、乳頭から分泌物がある、などの症状が現れます。症状に気づいたときは、乳腺外科または乳がん検診を行える産婦人科を受診してください。

・対処法

早期の乳がんは、手術で腫瘍を取る治療が中心です。腫瘍だけを切除する方法と、乳房の組織すべてを切除する方法があります。手術と併せて放射線療法や、薬物療法（ホルモン薬、抗がん薬、分子標的薬など）を行うケースもあります。

乳がんに気づくためには、着替えや入浴などの際に自分で乳房を見たり触ったりするセルフチェックを習慣にすることをおすすめします。同時に、症状のない早期の段階で発見するためには、乳がん検診が重要です。

④子宮頸がん

・病気の特徴・症状

子宮の入り口の子宮頸部にできるがんです。20代から急増し30代に発症のピークがありますが、そのあとも80代以降まで幅広い年代で発症が見られます。国立がん研究センターによると、年間で約１万１０００人が子宮頸がんと診断されます。

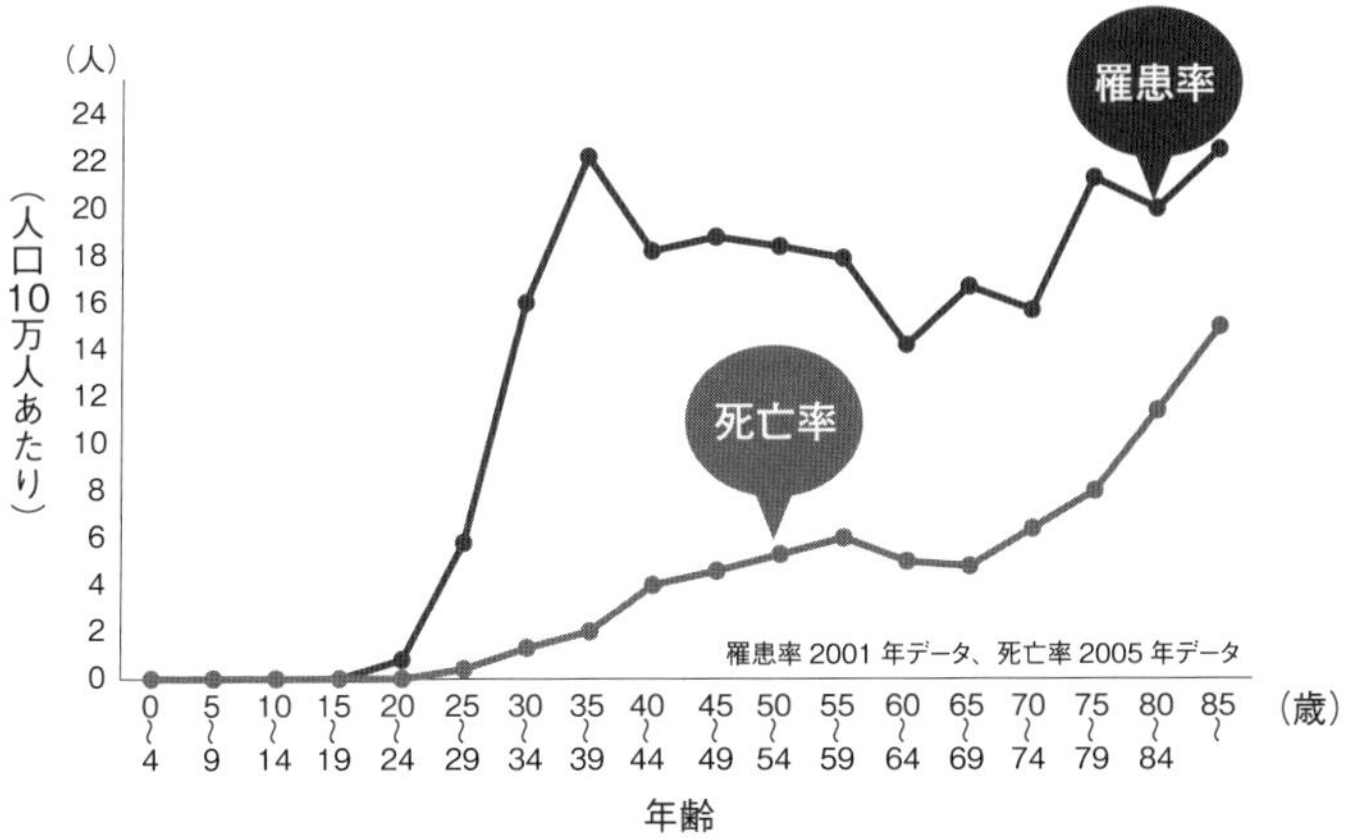

出典：国立がんセンターがん対策情報センター「がん罹患・死亡動向の実態把握の研究」2007 年 4 月

図表14　子宮頸がんの罹患率と死亡率（日本人女性）

原因となるのは、性交渉で感染するヒトパピローマウイルス（ＨＰＶ）です。妊娠・出産回数が多い人、性交渉開始年齢が低い人、性交渉の相手が多い人など、ＨＰＶ感染しやすい状況があった人は、リスクが高くなります。また喫煙によっても、発生の危険性が上がることが分かっています。

子宮頸がんが進んだ場合、不正出血（月経以外での出血）、性交時などの接触出血が起きてきます。それらの症状が見られる場合は、産婦人科、婦人科を受診してください。

・対処法

早期の子宮頸がんで、そのあとに妊娠

の希望があるときは子宮頸部の腫瘍だけを切除する手術（子宮頸部円錐切除術）となります。妊娠希望がない場合、子宮をすべて切除（子宮全摘術）することもあります。

進行している場合、子宮を切除する手術と併せて放射線療法、薬物療法（抗がん剤）などで治療します。

子宮頸がんは、子宮頸がん検診で早期発見ができます。特に20～39歳は毎年検診を受けることをおすすめします。

⑤子宮体がん

・病気の特徴・症状

子宮体部の、子宮内膜にできるがんです。40代から増え始め、50代がピークになりますが、閉経後も長く発生のリスクは続きます。年間約1万６０００人が、子宮体がんと診断を受けます。

子宮体がんには発生にエストロゲンが関わるものと、そうでないタイプがあります。エストロゲンが関わる場合では、月経不順がある、出産経験がない（不妊も含む）、閉経が遅い、肥満症などが、リスク要因になります。エストロゲンに関わらないものでは、糖尿病などの生活習慣病のほか、飲酒や動物性脂肪の摂り過ぎ、家族や親類に若くして大腸がんや子宮体がんになった人がいる等の場合、注意が必要です(遺伝性腫瘍・家族性腫瘍)。

子宮体がんの症状としては、不正性器出血、下腹部痛が特徴です。ほかに排尿時の痛み、排尿がしにくい、性交時の痛み、腹部の膨満感などを自覚することもあります。受診先は産婦人科、婦人科です。

・対処法

手術により、子宮と卵管や卵巣などを取り除く治療が中心です。閉経前の年代では、手術によって卵巣を切除することで更年期症状が生じるため、ホルモン補充療法などを行います。手術と併せて放射線療法や薬物療法(抗がん剤など)が行われることもあります。

子宮体がんの予防は、がん検診が重要です。自治体や職場の一般の子宮がん検診では子宮体がん検診までは行われないため、オプションで検診を追加するか、産婦人科で相談するようにしてください。

⑥卵巣がん（卵巣腫瘍）

・病気の特徴・症状

卵巣にできる腫瘍は、良性腫瘍と境界型悪性腫瘍、悪性腫瘍（卵巣がん）に分けられます。腫瘍があっても必ずしもがんとは限りませんが、境界型の腫瘍ではがん化のリスクを考慮しながら、治療を検討する必要があります。

悪性腫瘍である卵巣がんは、40代から増え始め、50～60代がピークになりますが、その後も発生は続きます。年間約１３０００人が卵巣がんと診断されます。

卵巣がんは、不正出血などの自覚症状もありません。自治体や職場のがん検診でも検査されることがなく、約半数の人は進行がん（ステージⅢ～Ⅳ）の状態で見つかっており、命を落とす例が多くなっています。

卵巣がんのリスクになるのは、子宮内膜症、卵巣チョコレートのう胞（40歳以上、直径10ｃｍ以上はリスクが高い）、多のう胞性卵巣症候群、不妊症などです。排卵が多いと卵巣がんのリスクが上がると考えられ、妊娠・出産の経験がない、初経が早く閉経が遅い、なども要因となります。

ほかに動物性脂肪の多い食生活、親族に乳がん、卵巣がん、大腸がんの経験者がいる、なども要注意です（ＢＲＣＡ遺伝子変異、遺伝性乳がん卵巣がん症候群ＨＢＯＣ）。

卵巣がんが進んでくると、下腹部痛、腰痛、下腹部にしこりが触れる、お腹が張る、トイレが近い、食欲低下などが起きてきます。気になる症状が続くときは、産婦人科、婦人科を早めに受診してください。

・対処法

卵巣がん、卵巣腫瘍の治療は手術が中心になりますが、良性・境界型、悪性の違いや腫瘍の大きさなどによって手術方法が変わります。手術と前後して薬物療法（抗がん剤）による治療を行うことがあります。

卵巣がんを早期発見するためには、卵巣がん検診が唯一の方法となります。産婦人科では、子宮頸がん検診と併せて卵巣の状態をチェックできます。

⑦骨粗しょう症

・病気の特徴・症状

骨がもろくなり、骨折のリスクが高い状態です。日本整形外科学会によると、約１０００万人といわれる患者数のうち8割が女性です。女性は閉経後の10年間で15～20％骨量が減少するといわれ、50代以上の女性の4人に1人が骨粗しょう症になります。

閉経のほかに、月経不順、やせ（ＢＭＩ18・5未満）、過度のダイエット、喫煙、飲酒、糖尿病などの生活習慣病、家族歴などもリスク要因になります。

骨粗しょう症はほとんど自覚症状がなく、骨折で気づく例も多いです。50代以降に背骨の圧迫骨折、60代以降に手首の骨折、70代以降に大腿骨骨折が増えます。特に大腿骨頸部骨折は、入院治療が長期にわたり、血栓症や認知症などの合併症にも注意が必要です。ほかに腰痛や身長が低くなった、腰や背中が曲がる、などの症状で気づくこともあります。

・対処法

若い頃と比較して骨量が70％以下になると、骨粗しょう症と診断されます。骨に作用する薬のほか、カルシウム薬、ホルモン薬、ビタミン薬などの薬物療法を行います。併せて食事や運動の生活指導も行います。

予防のためには骨密度検診と、骨を守る生活習慣が大切になります。

⑧過活動膀胱、尿漏れ

・病気の特徴・症状

過活動膀胱とは、膀胱が過敏になり、自分の意に反して収縮してしまうものです。尿意切迫感（急におしっこがしたくなり、漏れそうな感じがする）、切迫性尿失禁（尿意切迫感とともに、おしっこが漏れてしまう）、頻尿（日中のトイレ回数が極端に多い、夜中にトイレに何度も行く）といった症状が特徴です。

過活動膀胱の原因には、さまざまなものがあります。加齢による影響もありますし、脳血管障害などによる神経系のトラブルが原因で、膀胱のコントロールがうまくいかなくなることもあります。「また失敗したらどうしよう」という不安や恐れから、頻尿の症状が悪化することもあります。

トイレを気にするあまり外出を控える、仕事や家事に支障がある、睡眠不足になるなど、ＱＯＬ（生活の質）も大きく低下します。弘前大学の山本勇人医師によると、日本人では、40歳以上の８人に１人が、過活動膀胱により日常生活に支障が生じていると推定されています。

・対処法

過活動膀胱の治療には薬物療法と理学療法、手術療法があります。

理学療法では、尿道を閉める力を強くする「骨盤底筋体操」、排尿の間隔を徐々に延ばしていく「膀胱訓練」などがあります。膣や肛門を閉めたり緩めたりを繰り返して骨盤底筋を鍛える骨盤底筋体操はよく知られていますが、やり方や効果が分かりにくいという人は、一度、専門家の指導を受けることをおすすめします。

薬物療法や理学療法で症状が改善しないとき、また骨盤内の臓器に排尿トラブルの原因となる病気があるときは、手術を検討します。治療によってトイレの悩みが解消すると、心身ともに活動的に過ごせるようになります。

⑨萎縮性膣炎、性交痛

・病気の特徴・症状

萎縮性膣炎とは、女性ホルモンの減少によって膣が萎縮・乾燥して、炎症が起きやすくなるものです。膣のかゆみ、痛み、灼熱感（ヒリヒリした感じ）、尿が染みる、性交痛、性交時の出血などの症状が見られるほか、膣内に細菌感染が起こり、おりものの異常や悪臭が現れることもあります。また萎縮性膣炎があると、頻尿や尿漏れ、膀胱炎なども起きやすくなります。

閉経後の女性に多い症状ですが、月経不順がある人や卵巣を摘出した人では30～40代で起こることもあります。国内で治療を受けている人は数万人と推計されていますが、症状に気づいていない人も少なくないと考えられます。

・対処法

細菌感染を起こしているときは抗生物質を使用します。腟の萎縮・乾燥による症状はホルモン薬で治療をします。のみ薬のほか、腟に直接入れる腟坐薬もあり、後者のほうが粘膜の保湿、修復効果が高くなります。ホルモン薬を使えないときは、腟潤滑ゼリー剤を処方することもあります。

症状に合わせて治療ができますから、困っているときは産婦人科で相談してください。

やっぱり大切な食事と運動習慣。病気を遠ざける生活を送ろう

女性も年齢が上がるにつれて心疾患や脳卒中、がんといった怖い病気が増えてきます。こうした病気を避けるためには、バランスの取れた食生活、適度にカラダを動かす運動・身体活動が基本になります。健康のためには食生活や運動が大切なことは皆さ

んご存じだと思いますが、「つい忘れてしまう」「なかなか続かない」という人も多いかもしれません。

病気を防ぐために、意識していきたい健康習慣としては、次の科学的根拠に根ざしたがん予防ガイドラインも具体的で参考になります。ライフスタイルに合わせて、できるところから取り組んでいくことが大切です。

・「日本人のためのがん予防法」――5つの健康習慣

①禁煙する……たばこを吸っている人は禁煙すべきです。他人のたばこの煙もがんなどのリスクになります。受動喫煙もできる限り、避けるようにします。

②節酒する……多量の飲酒はがんの原因になるほか、生活習慣病や認知症のリスクも上げてしまいます。特に女性は男性よりも飲酒の影響を受けやすいため、お酒は控えめにしてください。1日のアルコール目安量：純エタノール23g以下（日本酒1合、ビール大瓶1瓶、ワインボトル3分の1など）。

③食生活を見直す……塩分の摂り過ぎ、野菜や果物の摂取不足、熱過ぎる飲食物はが

んのリスクになります。減塩を心掛け（食塩摂取量の目安は、男性８ｇ未満、女性７ｇ未満）、野菜を１日３５０ｇ、果物と併せて４００ｇを目標にしてください。

④身体を動かす……男女ともに身体活動量が高いほど、がんのリスクが低下するという報告があります。身体活動量の目安は、歩行と同等以上の強度の身体活動を１日60分、息がはずみ汗をかく程度の運動を１週間に60分程度となっています。

⑤適正体重を維持する……太り過ぎもやせ過ぎも、病気のリスクになります。自分の適正体重を確認し、それを維持することを心掛けるべきです。女性はＢＭＩ21〜24・9、男性は21〜26・9が、最も死亡リスクが低くなります。

がん検診（乳がん、子宮がん、卵巣がん）を恒例に

女性の場合、年齢が高くなるにつれて大腸がんや肺がんなどの臓器のがんが増えますが、40〜60代頃にかけては、婦人科の乳がん、子宮頸がん、子宮体がん、卵巣がんなどが多くを占めています。

がんは、何よりも早期発見が大切です。現代は以前に比べ、治療法や検査技術が大きく向上しており、早期発見ができれば多くのがんを克服できます。ただ日本では海外の先進国と比べ、まだがん検診の受診率が低いのが現状です。

がん検診の受診先は、自治体や職場の特定健診のオプションのほか、産婦人科や婦人科クリニックでも受けられます。クリニックでのがん検診は自費になりますが、精度が高く、女性特有のがんの検診をまとめて行えるところもあります（当院も、乳がんも含めてワンストップで女性特有のがん検診ができます）。

左のサイクルを目安に、定期的にがん検診を恒例行事にしてほしいと思います。

・乳がん……40歳以上の女性は2年に1回
・子宮頸がん……20～39歳の女性は1年に1回、40歳以上の女性は1～2年に1回
・子宮体がん、卵巣がん……40歳以上の女性は1～2年に1回

骨密度検査で、自分の骨の状態を知る

閉経の前後になったら、ぜひ骨密度検査も受けておいてください。

女性の骨量（骨密度）は20歳頃にピークを迎えます。若いときに骨量が十分に高くなっていた人は閉経後に骨量が減ったとしても、骨折のリスクは少ないものです。逆に若いときに骨量があまり増えていない人は、少し骨量が減っただけでも、骨折してしまう恐れがあります。

自分の骨がどういう状態かは、検査をしなければなかなか分かりません。自分の骨が平均と比べて強いほうと弱いほう、どちらなのかを知っておくことが第一歩です。そして、もともと骨量が少ない人は、早くから対策を始め、今の骨密度を減らさないように心掛けてください。

骨粗しょう症の予防として、意識したい生活のポイントは以下のようになります。

・カルシウム、ビタミンD、ビタミンKを摂取する

これらは骨の材料となったり、骨の強さを保つのに必要な栄養素です。乳製品や大豆製品（カルシウム）、サケなどの魚やキノコ類（ビタミンD）、ほうれん草、ブロッコリー、キャベツなどの野菜（ビタミンK）を積極的に摂るように日頃から心掛けてください。

・紫外線ケアをせずに、手足などで日光を浴びる

ビタミンDは、肌に紫外線を浴びると体内でも合成されます。手のひらや足など、日焼けしてもかまわないところでいいので、紫外線防止剤などを付けずに1日15分ほどの日光浴をおすすめします。夏の紫外線の強い季節は、戸外の木陰で5〜10分過ごすだけでもよいです。

・骨に力のかかる運動をする

ウォーキング、ジョギングなどの骨に負荷がかかる運動をすると、骨の強度が上がります。動きやすい服装で転倒に注意しながら、運動をすることをおすすめします。

人生後半こそ、生活の楽しみや自分の居場所をもつ

更年期の前後からは、家庭や職場における女性の役割が大きく変化します。

子どもの進学や就職によって、母親としての役割に区切りがつく人も多くなりますし、介護のすえに親や配偶者を見送る経験をする人もいます。さらに家族や自分自身の定年退職を迎え、生活リズムが大きく変わる人も増えていきます。

それまで家族のため、職場のためと自分よりも人のために頑張ってきた人ほど、こうした環境や役割の変化に戸惑いを覚えがちです。そこに更年期前後のホルモン変化やこれからの老いへの不安などが重なることで、心身のバランスを崩してしまう女性もいます。

近年、更年期から老年期にかけて、うつ病をはじめとした気分障害を患う女性は増加傾向にあります。特に次のような症状が2週間以上続くときは、うつ病の可能性も考えられます。産婦人科や精神科、心療内科などで早めに相談をしてください。

・悲しい、憂うつな気分、沈んだ気分
・何事にも興味が湧かず、楽しくない
・疲れやすく、元気がない（だるい）
・気力、意欲、集中力の低下を自覚する（おっくう、何もする気がしない）
・寝つきが悪く、朝早く目覚める
・食欲がない
・夕方より朝のほうが気分、体調が悪い
・自分を責め、自分は価値がないと感じる

また更年期から老年期になると、うつ病には至らなくても、先行きを悲観するような気分の落ち込みや心身の不調を感じる女性は少なくないものです。

女性は、人生の前半は、娘や妻、母としての役割を精一杯に生きてきた人が多いと思います。けれども人生の後半は、ぜひ自分のために楽しんでほしいと思います。子どもの頃に好きだったこと、心残りになっていたことに挑戦するのもいいですし、新しい人間関係や趣味の世界をどんどん開拓してほしいと思います。

自分が自分らしく、いきいきと過ごせる新たな居場所をもつことは、女性の心とカラダの健康を守るために大切なことです。

更年期からの気掛かり　チェックリスト

〈更年期の気掛かり〉

□以前は周期的だった月経のリズムが乱れてきた
□月経周期が短くなった
□少量の月経がだらだらと続く
□疲れやすくなった、体力が落ちた
□顔のほてり、汗が気になる
□動悸や息切れがある
□肩こりや腰痛、関節の痛みが強くなった
□些細なことでイライラする、感情がコントロールできない
□寝つきが悪い、眠りが浅いなど、睡眠トラブルがある
□気分の落ち込み、物忘れ、集中力の低下などを感じる
→症状がつらい、生活に支障があるときは産婦人科で相談してください。

〈更年期以降の気掛かり〉

□血圧や血糖値、中性脂肪やコレステロール値が高くなった
□血圧や血糖値などの薬をのんでいる
□若い頃より 10kg 以上体重が増えている
□特定健診で、メタボリックシンドロームと言われた
□運動が苦手、運動の習慣がない
□足元がふらつく、よくつまずく、長い距離を歩くのがつらい
□自分の骨密度がどれくらいか知らない
□がん検診（乳がん、子宮がん等）を受けていない
□身内に、婦人科がんや骨粗しょう症になった人がいる
□トイレの悩みがある
□不正出血や膣の痛み、かゆみなどがある
□外出するのがおっくう、気分がふさぐ、生活に張り合いがない
→健診施設や産婦人科で健康チェックを受け、心身ともに活力を保つことが大切です。

教育講演や〝レディース寺子屋〟で情報発信

私は日々の産婦人科診療に加えて、消防隊員に対する産科救急の緊急時の対応や地域の女子学生を対象とした教育講演、医療過疎地域の女性のための健康セミナー〝レディース寺子屋〟など、啓蒙のための教室を年間1～2回ほど、開催しています。

産婦人科とはどういうところか、の説明から始まり、女性のデリケートなカラダのしくみや月経のこと、そして各年代の女性に特有の不調や疾患、その予防法などについて、皆さんに知っておいてほしい情報を発信しています。

こうした活動に協力してくれているのが、私と同じように地元・秋田県をより良くしたいという思いを共有する同級生や地域の方々です。

そもそも「寺子屋」と名付けたのは、歴史ある地元の寺院の住職が私の同級生で、お寺のスペースを無料で借りてセミナーを開催しているからです。また、地域の喫茶店のマスターに協力してもらい、セミナー会場にさせてもらったこともあります。

産婦人科というと身構えてしまうような人でも、地域のお寺や喫茶店が会場であ

COLUMN

れば気兼ねなく足を運んでもらえます。

また、私のクリニックも患者様や妊産婦さんが安心して快適に過ごしていただけるよう配慮しているつもりですが、こうした地域のセミナーでは、クリニックとはまた違うリラックスした雰囲気で、お話ができます。

月経や女性のデリケートゾーンに関する話は、これまでは人前で最も「話しにくい」話題の一つだったのではないでしょうか。

しかし、今は少し雰囲気が変わってきています。月経について、あるいは妊娠や避妊といった性にまつわる話も、もっとオープンに話してもいい。そんなムードが少しずつですが広がっています。

女性が自分のカラダについて知り、自分の症状や困り事を率直に語れるようになることはすばらしいことですし、それによって女性医療もいっそう進展します。

私の講演やセミナーも、秋田県そして日本の女性のヘルスケアを推進する一助になればという思いで、地道に活動を続けています。

おわりに

本書を最後までお読みいただき、ありがとうございました。

女性の皆さんにとって、気になる不調や困り事の解決のヒントや、先々の健康維持のために役立つ情報を少しでも提供できていたら、うれしく思います。

男性である私が、なぜ産婦人科医の道を選んだのか、不思議に思われる人もいるかもしれません。私が産婦人科医になったいちばんの理由は、産婦人科では内科的な診療から外科的手術まで、一人の患者様に対して同じ主治医が一貫して対応できるからです。

高度化した現代の医療は、診療科によって分担する分野が細かく分かれてしまっています。例えば胃がんであれば、内科の診療で発見しても、手術となれば外科医が行うことになります。治療後の回復を確認して「よく頑張りましたね」というところまで、見届けることができないことも多々あります。

それに対して産婦人科では、自分たちで診療し、必要なときには自分たちで手術まで行います。診療の過程のすべてに、一人の医師が責任をもって寄り添えるところが、医師としての技術向上にもつながり、やりがいを実感しているところです。

理由の2つ目は、産婦人科は「プラスの医療」だということです。

医学部6年次の臨床実習では、自分の専門とする診療科を決めるため、すべての診療科を回って実習を経験します。もともと私は、記憶のメカニズムや脳の働きにも興味があり、医学部を志しました。当時、ほかの学生にはあまり人気のなかった神経解剖学や脳神経外科もいいなと思っていた時期もあります。また自分が子どもの頃、扁桃腺炎になり、扁桃腺を取った経験があったため、耳鼻咽喉科にも興味をもちました。

ですが、あるとき気づいたのです。脳腫瘍の治療では腫瘍を切除することで脳の一部の機能も失ってしまうことがあること、また治療で腫瘍はなくなっても、元どおりに元気になるわけでなく、つらい合併症や後遺症を抱えて生活していかれることになります。耳鼻咽喉科でも同じで、悪いものを手術で取ると聞こえない、話ができないなど、その人が治療前にもっていた本来の機能が失われてしまうこともあります。

そのことで「自分のやりたい医療とはイメージが違う」と迷い始めました。そして順番に回っていた臨床実習の最後から2番目に訪れたのが、産婦人科です。ほかの学生はそれまでに自分の専門を決めていて、決まっていないのは自分を含めて少数になっていました。

この産婦人科の臨床実習で、私は他科とは違う手応えを覚えました。

まず、産婦人科では先ほど述べたように、自分で手術前から手術後まで一貫して治療に当たることができます。そして妊娠中の赤ちゃんの脳の発達なども診ることができます。治療で腫瘍などを切除するのがやむを得ず機能を失う「マイナスの医療」だとしたら、産婦人科は生命の誕生と成長を支え、女性の健康に寄り添える「プラスの医療」だと実感したのです。

産婦人科では、不妊治療をしていた患者様が妊娠・出産し、そのときに取り上げた赤ちゃんが成長し、成人・結婚をして、お産で訪れることもよくあります。そういう生命の大きな循環を見つめながら、女性の生涯のその時々で必要な治療や支援をしていけるのです。

そう思った私は「自分は産婦人科医になる」と決め、実現しました。現在は産婦人科医となって25年以上が過ぎましたが、その当時に感じた思いは、今もまったく変わることがありません。

そして大学病院などの産婦人科の勤務医時代を経て、２０１０年に自分のクリニックを開院しました。クリニックの理念は、産科・婦人科・生殖医療・不妊治療の４つを柱とし、すべての産婦人科領域をカバーし、女性の一生を切れ目なく支えること、としています。

おかげさまで、地元秋田県内をはじめ東北近県、そして里帰り出産を中心に全国からもたくさんの患者様・妊婦さんに受診していただいています。

２０２０〜２０２１年はコロナ禍にも直面しましたが、今後、同様の感染症リスクの発生に備え、３密回避のため、また患者様の利便性向上のために、すぐ近所にクリニックの移転・拡大計画も進めています。

患者様同士が距離を保てるように待合室を広くする、入院のための病室をすべて個室にする、Ｘ線などの検査スペースもすべて個室化する、自動精算システムを導入するなど、感染のリスクを最小限に抑えながら、妊娠中や高齢の女性、赤ちゃんや幼い子を連れた家族でも安心して受診してもらえるよう、環境やサービスを改善していく予定です。

それと併せて、助産師や看護師、医療事務のスタッフにとっても、より安心、安全で働きやすい環境の整備を進めていきます。

新型コロナウイルスの猛威により、２０２０年は新しい命の誕生も全国的には例年に比べて大きく減少しましたが、アフターコロナの時代には、また安心して新しい命を育める環境が戻ることを願っています。

最後になりますが、新生児ならびに10代から90代まで幅広い年代の女性を支え、お産を含めて24時間体制で対応する診療に尽力してくれている当クリニックのスタッフに、改めて感謝を伝えたいと思います。また、開業当初から私の理想の実現にお付き合いいただいている事務長にも感謝申し上げます。

そして、複雑なカラダのしくみと向き合いながら頑張っている女性の皆さん、命の尊さを実感させてくれるお母さんと赤ちゃんたち、当院に関わるすべての方々に心からの敬意を捧げます。

安田師仁（やすだ・かずひと）

1996 年、秋田大学医学部卒業、秋田大学医学部産科婦人科学講座入局。秋田大学医学部附属病院、秋田社会保険病院、中通総合病院、市立秋田総合病院で産婦人科全般の経験を積み、2001 年には秋田大学医学部大学院を修了している。医学博士。

2006 年、秋田赤十字病院産科婦人科（産科）副部長。2007 年には京野アートクリニックで高度生殖医療（体外受精、顕微授精等）に携わり、2009 年、NTT 東日本東北病院産婦人科主任医長。秋田県南秋田郡八郎潟町出身で、故郷秋田の少子化対策の力になりたい、秋田の女性が生涯を通じて心身ともに健康な生活を送るお手伝いをしたいという想いから、自身が生まれた秋田市土崎に 2010 年 12 月、あきたレディースクリニック安田を開院（2015 年 11 月に医療法人化し、医療法人 ALCY 理事長に就任）。

患者様ファーストの環境づくりに注力しており、妊娠出産と不妊治療等、目的別に患者様を案内するなど、安心して通院していただけるように配慮している。

本書についての
ご意見・ご感想はコチラ

産婦人科医が教える！
妊娠・出産と女性特有の不調・病気がわかる本

2021年9月17日　第1刷発行

著　者　　安田師仁
発行人　　久保田貴幸

発行元　　株式会社 幻冬舎メディアコンサルティング
　　　　　〒151-0051　東京都渋谷区千駄ヶ谷4-9-7
　　　　　電話　03-5411-6440（編集）

発売元　　株式会社 幻冬舎
　　　　　〒151-0051　東京都渋谷区千駄ヶ谷4-9-7
　　　　　電話　03-5411-6222（営業）

印刷・製本　瞬報社写真印刷株式会社
装　丁　　立石 愛

検印廃止

ISBN978-4-344-93435-1 C0047
幻冬舎メディアコンサルティングHP
http://www.gentosha-mc.com/